数字信号处理及生物医学工程应用

李韪韬　钱志余　编著

科学出版社

北 京

内 容 简 介

本书主要论述数字信号处理技术的基本理论，同时通过实例介绍其在生物医学工程中的应用。本书基本理论内容与生物医学工程信号特点密切相关，应用实例反映本领域的新知识、新技术、新成果。书中介绍针对生物医学信号处理的相关理论、公式、计算机实现等内容，涉及数字信号处理的各主要方面，包括信号时域分析与系统、傅里叶变换和滤波器设计等。在生物医学工程应用部分，从最新的科研热点、难点出发，重点介绍肌电、心电、脑电、神经元放电、神经血管耦合应用等。书中还提供相关应用实例的仿真代码和原始数据，具有很强的操作性和拓展性。

本书可作为高等院校生物医学工程专业的本科生教材，也可作为工科本科生和研究生学习生物医学信号处理课程的参考书，还可供从事信号处理的工程人员参考。

图书在版编目(CIP)数据

数字信号处理及生物医学工程应用/李韪韬，钱志余编著. —北京：科学出版社，2018.12

ISBN 978-7-03-059554-6

Ⅰ. ①数… Ⅱ. ①李… ②钱… Ⅲ. ①数字信号处理–应用–生物工程–医学工程 Ⅳ. ①R318

中国版本图书馆 CIP 数据核字(2018)第 261712 号

责任编辑：余 江 张丽花/责任校对：郭瑞芝
责任印制：张 伟/封面设计：迷底书装

科 学 出 版 社 出版
北京东黄城根北街 16 号
邮政编码：100717
http://www.sciencep.com
北京厚诚则铭印刷科技有限公司 印刷
科学出版社发行 各地新华书店经销
*

2018 年 12 月第 一 版 开本：787×1092 1/16
2023 年 7 月第五次印刷 印张：13 1/2
字数：328 000

定价：59.00 元
(如有印装质量问题，我社负责调换)

前　言

本书是作者多年来从事生物医学信号处理教学和科研的总结，内容分为数字信号处理基础理论和生物医学工程应用。本书按照 48 课时的内容进行编写，其中应用实例可以作为课内实验的内容。

第 1 章概述了生物医学工程中的信号处理方法，使读者了解生物医学信号的特点及其与数字信号处理的关系。第 2 章重点介绍数字信号与线性系统的基本概念。第 3 章介绍信号时域处理的方法，重点阐述信号平均和相关分析方法在表面肌电信号处理实例等方面的应用。第 4 章介绍描述系统的工具——差分方程与 Z 变换。第 5 章通过 QRS 复波检测实例，分析系统函数的应用案例。第 6 章介绍傅里叶变换的原理、定义和性质。第 7 章介绍快速傅里叶变换的实现方法，同时介绍利用快速傅里叶变换计算线性卷积等应用。第 8 章是信号的傅里叶变换工程问题与实践，重点阐述频谱泄漏、实数序列的频谱计算、语音和钢琴音信号的频谱分析等实例。第 9 章介绍无限长单位冲激响应数字滤波器设计理论和方法。第 10 章介绍有限长单位冲激响应数字滤波器设计理论和方法。第 11 章通过酒精作用下小鼠海马区神经元放电规律研究实例，阐述神经元放电信号的实验及处理方法。第 12 章通过小动物脑水肿模型的神经血管耦合关联研究实例，分析模型的神经元放电、血流、血氧、代谢色团各自的信号处理方法及其关联模型。

书中配图和实例大都采用计算机仿真（Matlab）完成，读者可以通过相应的仿真（Matlab 和 Python）加深对理论知识的了解。大多数实例来自科研和工程实践，因此经过简单的修改代码就可以分析实际的问题，具有很好的拓展性。本书在关键知识点增加了演示、讲解、代码，读者通过扫描二维码可以查看。作者将最新的科研成果作为实例，并穿插到相应章节，有利于读者的阅读。

本书由南京航空航天大学李韪韬和钱志余编著。本书中的全部应用实例的原始数据和仿真代码，均由作者及其团队在南京航空航天大学生物医学工程系生物医学光子学实验室完成。在此对为本书出版而做出贡献的所有人员致以衷心的感谢。本书得到南京航空航天大学规划（重点）教材资助项目的资助。

由于作者水平有限，书中难免存在不妥之处，欢迎批评指正。

作　者

2018 年 9 月

作者简介

课程简介

目　　录

第 1 章　生物医学信号处理概述

1.1　数字信号处理概念

1.1.1　生物医学信号定义

信号是运载信息的工具，是信息的载体。信号在广义上包括光信号、电信号和声信号等。例如，光谱分析技术被用于测量发光体的辐射光谱或受激发产生的荧光光谱，分析有机化合物或生物大分子的相关信息。生物电磁信号，如脑电图(Electroencephalogram, EEG)、心电图(Electrocardiogram, ECG)、脑磁图(Magnetoencephalography, MEG)等 E×G 信号，利用电场和磁场的微弱变化来进行脑功能研究和相关疾病的诊断。超声诊断(Ultrasonic Diagnosis)是将超声检测技术应用于人体，通过测量回波无创检测生理或组织结构的数据和形态来发现疾病，与 X 射线(X-ray)、CT(Computed Tomography)、磁共振成像(Magnetic Resonance Imaging, MRI)并称为四大医学影像技术。

生物医学信号(Biomedical Signal)是由复杂的生命个体发出的不稳定的信号，是广义信号的一个子集。例如，大脑神经系统电信号主要包括神经元锋电位信号和场电位信号，信息处理机制十分复杂。然而要研究大脑神经系统工作机制，必须同时记录神经元的锋电位信号和场电位信号。

生物医学信号处理是生物医学工程中的一个重要研究领域，也是近年来迅速发展的数字信号处理(Digital Signal Processing, DSP)技术的一个重要的应用方面。正是数字信号处理技术和生物医学工程的紧密结合，使得我们在生物医学信号特征的检测、提取及临床应用上有了新的手段，因而也帮助我们加深了对生命体自身的认识和了解。

1.1.2　信号处理流程

生物医学信号处理的典型过程如图 1.1 所示。大多数人体能量信号经过传感器转换为电信号 $x(t)$(图 1.2(a))，首先经过放大器和前置模拟滤波器 $H_a(s)$ 去掉一些带外成分和干扰，从而得到图 1.2(b)中的模拟信号 $x_a(t)$。然后以采样周期 T 对 $x_a(t)$ 进行采样，获得时域离散信号 $x_a(nT)$，如图 1.2(c)所示，时域离散信号 $x_a(nT)$ 是时间上离散、幅值连续的信号，而非数字信号。再对 $x_a(nT)$ 进行幅值量化处理，从而得到时间和幅值都是离散的信号，即数字信号 $x(n)$(图 1.2(d))，其中 n 取整数变量。因此信号的 A/D(模/数)转换过程实际上包括时域离散和幅值量化。数字信号需要被存储和缓存，便于进一步的信号处理。经过数字信号处理后，获得的信号如图 1.2(e)所示。然后经过 D/A(数/模)转换过程(图 1.2(f))重构经过滤波后的模拟信号，如图 1.2(g)所示。

图 1.1 是数字信号处理的典型过程，实际处理时并不一定包括所有过程。例如，有些温度传感器，直接串行输出数字信号，就不需要 A/D 转换；有些影像显示系统的输入为数字信号，因此不需要 D/A 转换；对于一些纯数字信号，只需要数字信号处理器及其相关算

法即可。图 1.1 中数字信号处理可以是计算机或者微处理器，通过软件编程对信号进行相关处理和变换。目前，专用芯片（DSP）越来越多地被用来作为嵌入式信号处理的基本器件。

图 1.1　数字信号处理的典型过程

图 1.2　数字信号获取的波形示意图

1.1.3　学科概述

生物医学信号处理的学科概貌如图 1.3 所示。对于传感器（transducer）获得的生物医学模拟信号，利用信号采样定理和幅值量化，将其转化为具有一定精度的数字信号。本书着重研究一维信号的处理方法，二维信号的处理又称为数字图像处理。数字信号处理中主要针对的是时域离散信号（序列）和处理这些信号的时域离散系统。时域离散系统理论包括离散信号的表示形式、时域离散系统的基本性质、时域离散系统和信号的频域表示。傅里叶变换和 Z 变换是离散系统分析的基本工具，用其研究系统函数的定义和基本性质，其中快速傅里叶变换具有重要的意义。

数字信号处理的基本方向分为数字滤波和频谱分析。在数字滤波中主要研究根据实际的参数指标设计 IIR（无限冲激响应，Infinite Impulse Response）数字滤波器和 FIR（有限冲激响应，Finite Impulse Response）数字滤波器，并进行软件或者硬件的实现。对信号的频谱分析是信号处理的重要工作之一,主要包括 FFT(快速傅里叶变换,Fast Fourier Transformation)滤波、高阶谱分析和时频分析。不同的滤波器设计方案、信号处理算法最终的目标都是针对生物医学信号,完成信号的采集、放大、滤波、数字化处理、算法实现、DA 输出等过程,达到滤波、变换、检测、频谱分析、模式识别、压缩、辅助诊断等目的。特别要强调的是,时域信号处理方法对于很多生物医学信号来说是高效合理的。因此本书还包括信号的时域分析和相关分析,利用差分方程与 Z 变换对时域系统进行描述。

图 1.3   生物医学信号处理的学科概貌

1.1.4   数字信号处理的特点

数字信号处理系统具有以下一些明显的优点。

(1)精度高,可靠性强。模拟元器件的精度很难达到 10^{-3} 以上,而数字系统只要 14 位字长就可达到 10^{-4} 的精度。在高精度系统中,有时只能采用数字系统。同时数字系统只有定义为 0、1 的两个跳变电平,而模拟器件具有一定的温度系数,连续变换的电平容易受到外界和自身温度、噪声、电磁感应等因素的影响,可靠性差。

(2)灵活性高,容易大规模集成。数字系统可以存储相关参数,通过软件程序设计,实现系统参数的选择,而不需要像模拟系统一样只能通过改变硬件实现。随着芯片加工技术的发展,数字处理芯片也朝着高集成化方向发展,单个芯片完成的功能越来越多。比如,STM32 系列的单片机,将 A/D、D/A、PWM 等功能全部集成在芯片上,由软件程序完成,大大提高了独立元器件的可靠性。再如,高度集成的脑电采集芯片,将滤波、放大、信号处理集成在一起,只需要连接相关的电极,辅以计算机上的数据处理软件,就可以完成脑电信号的采集任务。

(3)多任务功能。医学上信号的采集和处理朝着多参数、实时方向发展。数字处理器件具有多通道、多任务处理能力,能同时或者分时复用采集和处理相关的信号,这对于模拟系统是难以实现的。处理器核心运算速度的提高,架构的改进,意味着多任务功能的提升。

中断是数字系统实时响应外部信号输入的重要手段。

(4)可获得较高性能指标。如采用计算机设计有限长冲激响应数字滤波器，则可实现准确的线性相位特性。采用最优化法设计滤波器，可以尽可能拟合相关的技术指标。

(5)低功耗模式。数字芯片的特点是 CPU 具有多种低功耗模式，保证了采用数字信号器件作为核心的电子设备具有较长的工作时间。

(6)二维与多维信号处理。对于图片(二维)、医学影像(三维)、视频(四维)等二维与多维信号的处理，模拟系统效率较低，甚至无法实现，而专用的数字信号处理芯片，有效地解决了这些问题。

数字信号处理系统也有其局限性，例如，增加了系统的复杂性，受到 A/D 转换的采样频率的限制，不同器件对电源电压的要求不同，软件编写较为复杂，成本较高。但是，数字信号处理的突出优点，使其在生物医学、通信、语音识别、图像处理、安防、仪器中得到广泛的应用。

1.2　生物医学传感器

生物医学传感器是一种将能量从一种形式转换成另一种形式的器件。在生物医学信号处理领域，传感器的目的是传递信息而不是传递能量。一般来说，传感器作为输入器件，将非电信号转换为电信号；电极例外，它是将离子活动转换为电能量。传感器的输出一般是能够被检测到的电压(或者电流)信号。常用的生物医学传感器按照使用方式可以分为以下几类。

1. 体表传感器

生物医学传感器的发展方向是无创、非接触、无干扰。体表传感器定义为与生物组织表面物理接触，实现无创测量的传感器。体表传感器包括体表电极和非电量测量传感器。

生物电信号直接测量的传感器，主要包括各种电极，体表电极是一种可以将离子电流变为电子电流的传感器件，可以测量的信号包括体表心电、脑电、肌电。脑电的测量比较复杂，一般采用 16 导联、32 导联方法，包括与上位机的接口和相应的处理软件。用户需要在实验设计、后期信号的特征识别等方面开展相应的处理工作。

体表压力传感器将体表的压力信号转换为电信号，如测量血压、脉搏波、眼压的传感器。在生物体上开展光声研究的超声传感器，可以检测生物体内由于光作用诱发的超声信号，经过信号的放大、滤波、数据采集、信号处理、图像重建算法、控制信号输出，无创获得生物体内部组织信息的空间分布图像。

体表光电传感器将体表测量获得的光信号转换为电信号，如动脉血氧饱和度检测、脑血氧饱和度检测、肌血氧饱和度检测、癌变组织血氧饱和度检测等。由于血液中 Hb 和 HbO_2 对波长在 $600\sim900nm$ 的光具有独特的吸收光谱，因此可以用该波段的光测量生物组织的血氧参数。光在经过生物体吸收和散射后幅值非常微小，同时易受到背景光的干扰，所以光电采集时可以采用锁相放大技术。血氧参数的计算算法大都采用相对变化值，通过定标则可以获得绝对数值。

体表温度传感器可以有效地获得体表的温度，从而通过建立相关的分析模型，确定温度与疾病的关联关系。人体核心温度作为一个重要的生理指标，越来越受到临床的关注。

2. 植入式传感器

植入式传感器分为固定式和非固定式两种。固定式传感器是一种能埋植于人体内部的传感检测装置，可以直接获取处于自然状态下的生物组织的信息。生物相容性和稳定性是植入式传感器需要解决的重要问题。植入式传感器可以测量 pH、血压和体液参数，如感应式血糖测量仪，当患者在测量仪前挥动被植入传感器的臂膀时，测量仪借助磁感应脉冲读出患者的血糖值。植入式传感器也可以替代人体丢失的感知器官，如将人造视网膜植入眼球的后部；将传感器放置在截肢患者的膝盖部位，代替破坏的神经系统等。各类腔穴传感器，因为需要进入人体内部，这里也定义为固定式植入式传感器。

非固定式传感器如吞服式无线电胶囊内窥镜，该胶囊可以获得消化道器官中的各类生理、生化图像信息，分析消化道的机能。胶囊内窥镜可以携带图像传感器(CCD)、无线发射装置、生理参数传感器、组织采样舱室、喷洒药物舱室等。需要完成信号的采集、放大、传输、后处理等信号处理工作。

3. 微创式传感器

微创式传感器是测量时造成生物体创伤较小的传感器。肿瘤热消融治疗时的微波治疗针上的温度传感器，通过分析温度对微波治疗功率进行控制，对治疗效果进行评估。微细光电学纤维内窥镜，可柔软、能动地进入血管、胆管、胰管等微小管腔，检测并获得分辨率较高的图像。一种轻便的血糖无损检测系统，其原理是利用人体间隙渗出液(Suction Effusion Fluid，SEF)中葡萄糖浓度与血液中的葡萄糖浓度变化同步，通过一个吸收单元吸取 SEF，送到葡萄糖传感器后，输出值用计算机进行处理得到葡萄糖浓度值。在动物实验上，采用微距双光纤探头，检测组织在进行射频毁损过程中的近红外光谱信息，采用信号处理算法提取光谱中包含的特征信息，从而对射频毁损的组织体积、形状进行评估。颅内压(ICP)和颅内温度(ICT)测量装置，也是一种典型的微创测量方式。

4. 非接触式传感器

传感器与人体非接触的检测方法，是最易被患者和医生所接受的。非接触的检测设备很多，如 CT、磁共振等。近红外乳腺诊断设备采用了非接触式传感器——高灵敏度 CCD，获得乳房组织表面的红外图像，通过信号处理进行比对，获得乳房组织内部的信息。

5. 体外传感器

体外传感器主要包括各种生化分析传感器，如 DNA 芯片应用已知序列的核酸探针进行杂交，对未知核酸序列进行检测，成为分子生物学中常用的研究手段之一。光谱分析仪器在生物医学检测中也得到了广泛的应用，如组织成分的分析、特征谱的检测等。

1.3 A/D 转换器的性能指标

A/D 转换器是完成模拟信号转换为数字信号的器件，数据采集卡是完成模拟信号向计算机传输的主要器件。National Instrument 提供了全系列的数据采集卡，同时提供 LabVIEW 作为上位机开发、接口软件，采用 LabVIEW 可以快速开发出针对 NI 采集卡的程序。

数据采集系统的最主要性能指标有两个：精度和速度。对任何信号的测量都要保证一定的精度要求，而 A/D 转换的速度逐渐成为数字信号处理系统的瓶颈。进行 A/D 转换时，我们需要知道每次同时测量的信号的通道数，信号的最大和最小幅值范围，信号的最高频率，信号是否需要频谱分析等。因此综合考虑性价比，数据采集卡在选择时需要考虑下列指标。

(1) 分辨率(resolution)。分辨率是指 A/D 转换器可以分辨输入信号的最小变化量，用最低有效值(Least Significant Bit, LSB)占系统满度的百分比来表示，也可以用系统可分辨的实际电压数值来表示。数据采集系统的分辨率由模数转换器的位数来决定。因此，系统分辨率习惯上用 A/D 转换结果的位数表示，较为常用的有 8 位、10 位、12 位等。

(2) 精度(accuracy)。精度定义为各输入代码所对应模拟量的实际值与理论值之差的最大值。精度是零位误差、增益误差、积分线性误差、微分线性误差、温度漂移等综合因素引起的总误差。分辨率与精度的高低并不总是一致的，精度反映的是系统实际值与理论值之间的偏差，而分辨率是指相邻数值的最小间隔。

(3) 量程(full scale range)。量程是指数据采集系统能采集的模拟输入信号的范围，如 0～5V、0～10V、–5～5V 和–10～10V 等。采集系统的量程主要由模数转换器的输入范围决定，同时输入范围也和 A/D 系统的位数相关。

(4) 采集速率(sampling data rate)。采集速率是指单位时间内采集系统的通过速率、吞吐率等，是指在满足系统精度指标的前提下，系统对输入模拟信号在单位时间内所完成的采集次数；或系统每个通道、每秒钟可采集的采样数目，通常单位是 MS/s。

(5) 数据输出速率(output data rate)。数据输出速率是指单位时间内采集系统的模数转换器输出转换结果(数字输出信号)的次数。数据输出速率也称为输出更新率或通过率(throughput rate)。

(6) 动态范围。动态范围是指某个物理量的变化范围。信号的动态范围是指信号的最大幅值和最小幅值之比的分贝数。数据采集系统的动态范围通常定义为所允许输入的最大幅值和最小幅值之比的百分数。最大允许输入幅值是指使数据采集系统的放大器发生饱和或者使模数转换器发生溢出的最小幅值。最小允许输入幅值一般用等效输入噪声电平来代替。对具有最大动态范围特性的信号进行高精度采集时，还要用到瞬时动态范围的概念。瞬时动态范围是指某一刻系统所能采集到的信号的不同频率分量幅值之比的最大值，即幅度最大频率分量的幅值与幅度最小频率分量的幅值之比的分贝数。

(7) 非线性失真。非线性失真也称谐波失真(harmonic distortion)。当给系统输入一个频率为 f 的正弦波时，其输出中出现很多频率为 kf 的频率分量现象，称为非线性失真。谐波失真系数用来衡量系统产生非线性失真的程度。

1.4 处理结果显示方法

生物医学信号处理的目的在于利用结果辅助研究者获得更多的生物组织信息，结果的输出以曲线、图像为主要手段。

曲线图是一种最为常用的信号表示方式，主要描述一个参数随着另一个参数的变化趋势。图 1.4 表示在组织热凝固实验中光学参数 μ_s' 和温度之间的关系曲线，由于生物组织的温度与生物组织的热凝固程度相关，因此曲线直观地表明通过光学参数 μ_s' 可以反映生物组织的热凝固程度。图 1.5 给出了椎骨组织 CT 值与光谱斜率(Slope)的线性关系曲线，可以用 Slope 代替 CT 值来识别椎骨组织的不同部位。

图 1.4　离体猪肝的热凝固过程　　　　图 1.5　椎骨组织 CT 值和光谱斜率 Slope 关系曲线

柱形图可以用来表示不同组别信号的变化趋势。图 1.6 为 5 例实验对象观看 3D 电视前后全部 16 个通道脑电 β 波段平均相对能量变化情况(平均值±标准偏差)(FFT=快速傅里叶变换，BW=观看前，AW=观看后)。由图 1.6 可见，经过 FFT 提取的观看前后 β 波段的相对能量全部减小。

图 1.7 给出了在体(in vivo)测量的猫椎骨组织的约化散射系数值。图 1.7 可以看出皮质骨(A)690nm 的约化散射系数为 12cm^{-1}～16cm^{-1}；松质骨(B)690nm 的约化散射系数为 6cm^{-1}～10cm^{-1}，明显小于皮质骨的数值；而脊髓组织(C)690nm 的约化散射系数为 18cm^{-1}～20cm^{-1}。

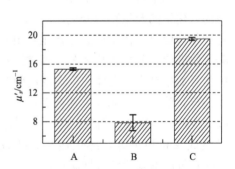

图 1.6　脑电的柱形图　　　　　图 1.7　不同椎骨组织的 μ_s' 结果示意图

图像是最为人所接受的结果显示方式，在本书中所说的信号处理若没有特别指明则不包括数字图像处理的特殊算法，如分割、三维重建等。但是信号处理的结果，可以以图像的形式进行显示，最为典型的是脑电地形图(EEG)。

脑电地形图是一种用图像来表达脑电变化的技术，通过色彩的空间位置分布，直观地获取大脑神经信号，对病变进行定位。可以通过脑电地形图，描述脑电的空间分布，如图 1.8 所示，在某种刺激和诱导下，其信号源能量主要集中于脑的左枕叶部位。再如，进行大脑组织光场分布研究时，通过图 1.9 可以看到光源-检测器所构成检测装置的有效检测范围，脑组织 MRI 图像提供了空间位置信息，不同颜色的区域表明了检测范围的概率，非常直观。

图 1.8 脑电地形图

图 1.9 光场分布研究

与工程学科的闭环控制相一致,生物医学信号处理过程大都是一种闭环控制。但是不同的是,生物医学工程领域中的闭环控制,大都是由人来完成的。医生根据信号处理的数据、曲线、图像等信息,获得对生物信息的认知,从而决定进一步的方案。生物医学信号处理的任务是辅助医生工作,而不是替代医生,这一点尤为重要。

1.5 生物医学信号特点

生物体中每时每刻都存在着大量的生命信息,由于整个生命过程都在不断地实现着物理的、化学的及生物的变化,因此所产生的信息是极其复杂的。这些信息可以分为化学信息和物理信息。化学信息是指生物组织发生化学变化时产生的信息,它属于生物化学的范畴。物理信息是指生物体各个器官运动时所产生的信息,分为电信号和非电信号两类。这些信号如果是由于人体在生命活动中自发产生的,则称为内源信号(internal source signal),如心电、脑电等。如果人体在有源的外界系统探测下,检测到与人体相互作用后被人体吸收、反射、散射或者折射的信号,则称为外源信号(external source signal),如光学成像、X射线成像和超声等。感生信号(induced signal or evoked signal)要求施感信号(inducing signal)与检测到的信号性质不同,人体和探测系统皆是有源的,如磁共振成像和光声成像(optical acoustic imaging)。

生物医学信号具有如下几个特点。

1. 信号弱

表 1.1 给出了部分生物医学信号的幅值和频率范围。

2. 噪声强

噪声在生物医学工程领域被定义为研究者不关心的信号,包括干扰和噪声。例如,在采集脑电的时候,会伴随着眼电、肌电等信号的干扰,而且常混有很强的工频干扰;诱发脑电中常常伴随着较强的自发脑电信号;从母体中提取的胎儿心电信号常被较强的母亲心电所淹没。这些都为信号处理带来了较大的困难。

表 1.1　部分生物医学信号的幅值、频率范围

被测信号	幅度范围	频率范围
心电(体表电极)	50μV～5mV	0.05～100Hz
脑电(头皮电极)	10～300μV	0.5～100Hz
肌电(针电极)	20μV～10mV	0～10kHz
视网膜电位	0～1mV	0.1～40Hz
眼电	0.05～5mV	0.1～50Hz
血压(动脉直接)	10～400mmHg	0～50Hz
(动脉间接)	25～400mmHg	0～60Hz
(静脉)	0～50mmHg	0～50Hz
心音图(压电拾音器)	80dB	5～2000Hz
神经电位(表面电极)	0.01～3mV	0～10kHz
呼吸率	2～50 次/min	0.1～10Hz
呼吸流速	0～600L/min	0～40Hz
心输出量	3～10L/min	
心率	45～180 次/min	0.75～3Hz
体温	35～42℃	
皮肤电阻	1～500kΩ	
人体电阻	100～2000Ω	

注：1mmHg=1.33322×10^2Pa。

噪声的来源包括生理信号变异性(physiological variability)、环境干扰(运动，motion)等。生理信号变异性噪声是生物医学信号处理中重要的噪声来源，如果实验设计不合理而产生这样的噪声，所有的结果都将不准确。如采用不同时间间隔(在此称为刺激频率)的光刺激人眼，想要研究刺激频率对人体脑电改变的影响，是否会导致与刺激频率接近的脑电信号的增强。结果显示相关频率的脑电得到了增强，但同时其他频率的信号也得到了增强，这些增强是由于光刺激而产生的还是由于频率刺激而产生的，就无法得到验证，从而需要进一步实验的比对。人体不自觉的运动(呼吸、眨眼等)所导致的环境干扰是另一个重要的干扰来源，因此与人体相接触的传感器的设计尤为重要。

3. 频率范围一般较低

表 1.1 给出了部分生物医学信号的频率范围，可以看到信号的频率一般较低，特别是信号的频率重叠，无法采用经典的频分滤波器进行区分。因此在信号的获取、放大、处理时要充分考虑信号的频率响应特性。

4. 随机性强

随机性强主要是因为生理数据的时间变异性和个体差异性。生物医学信号是随机信号，很难用确定的数学函数式进行描述，只有通过大量统计结果获得它的规律，因此必须借助统计处理技术来处理随机信号和估计其特征。而且它往往是非平稳的，即信号的统计特征(如均值、方差等)随时间的变化而改变。因此在信号处理时往往进行相应的理想化和简化。若信号非平稳性变化不太快，则可以把它作为分段平稳的准平稳信号来处理；若信号具有周期重复的节律性，只是周期和各周期的波形有一定程度的随机变异，则可以作为周期平

稳的重复性信号来处理。更一般性的方法是采用自适应处理技术，使处理的参数自动跟随信号的非平稳性而变化。

1.6 信号处理的典型工具

数字信号处理的应用越来越广泛，因此出现了很多帮助初学者快速学习和完成信号采集、处理任务的软件和硬件工具包(箱)。在软件领域主要有 Matlab 及其所包含的信号处理工具箱(Signal Processing Toolbox)和其他相关工具箱；硬件部分包括基于 DSP 和单片机的专用信号处理芯片。近期，随着人工智能的广泛应用，Python 语言也成为信号处理的一种重要手段。

1.6.1 Matlab 信号处理工具箱

Matlab 是一种基于矩阵的运算语言，经过多年的发展集成了大量数学工具，其中包括信号处理工具箱。这些工具主要完成的任务如下。

离散时间信号和系统的分析，可以采用函数定义各种典型离散序列；完成序列的基本运算，包括序列的移位、翻转、和、积、累加、差分、时间尺度变换、卷积和等。

采用 Matlab 工具箱中现成函数完成 Z 变换的基本运算、逆变换、系统函数 $H(z)$ 的频率响应函数、绘制系统函数 $H(z)$ 的零极点图，从而完成利用系统函数 $H(z)$ 对系统的稳定性等特性进行分析。

采用 Matlab 基本语句，可以练习编写快速傅里叶变换(FFT)程序，也可以采用工具箱中的 FFT 函数完成序列傅里叶变换和傅里叶反变换的计算。前者的编写在于对傅里叶变换基本原理的理解，从而为开发嵌入式系统的 FFT 程序打下基础。后者效率较高，可以作为频谱分析程序中的一部分采用。

滤波器的结构会影响滤波器的性能，利用 Matlab 编写程序可以完成直接型、级联型、并联型滤波器系统函数相互之间的转换；可以根据参数，实现冲激响应不变法和双线性变化法的计算机仿真，采用窗函数法设计 FIR 数字低通滤波器，采用模拟滤波器设计 IIR 数字低通滤波器，从而实现各种频带滤波器的计算机设计。

EEGLAB 是美国加州大学神经计算研究所开发的用于 EEG 处理的工具箱，可以处理连续的和事件相关的 EEG、MEG 和其他电生理数据(electrophysiological data)，采用的方法有独立成分分析(Independent Compoment Analysis, ICA)、时域/频域分析(time/frequency analysis)、伪影去除(artifact rejection)、事件相关统计(event-related statistics)及其他可视化模型。EEGLAB 提供了交互式图像操作界面，特别是为研究者提供了可扩展的、开放的编程平台。

FDATool(Filter Design & Analysis Tool)是 Matlab 信号处理工具箱中面向对象的滤波器设计分析工具箱，FDATool 几乎可以设计所有的滤波器。FDATool 界面主要包括滤波器参数设计和滤波器各种频率分析两部分，操作界面简单，但使用者必须掌握扎实的滤波器基础知识，包括滤波器类型、设计方法、滤波器阶数、各种频率特性参数和窗函数的选择与确定。

1.6.2 专用信号处理芯片

数字信号处理器（DSP），内部采用程序和数据分开的哈佛结构，是可以利用提供的特殊 DSP 指令快速实现较为复杂的信号处理算法的微处理器。DSP 芯片型号很多，常用的有 TI 公司的 TMS320 系列、AD 公司的 ADSP21 系列，AT&T 公司的 DSP16/16A 系列等。一些特定的、专用型 DSP 芯片更适合一些特殊运算，如数字滤波、卷积和 FFT。又如 MT8888 芯片，利用频率的差异，完成 DTMF 按键音的识别和编码。

在生物医学信号领域，也有专用信号采集处理芯片，如高性能、高精度、低功耗的多通道生物信号采集芯片模块，包括 RHA2116 脑电采集芯片和 RHA2000-EVAL 信号评估板。系统工作流程：脑电通过电极传输至 RHA2116 芯片，RHA2116 芯片将接收到的脑电信号进行滤波、放大及模数转换，RHA2116 输出的脑电数字信号通过 RHA2000-EVAL System 传输至上位机。配套软件的源代码完全公开，用户可以根据需要编写相关接口程序，可直接将芯片采集到的数据传至 Matlab 中，进行数据处理。高度集成的专用处理采集芯片从软件、硬件上面都具有很强的二次开发性，可大大缩短、降低科研的时间和成本，使我们专注于数字信号处理算法的研究。

1.7 生物组织多通道光电采集系统应用

1. 生物组织光电采集原理

生物组织光学是生物医学工程学科的一个重要研究领域，是光学和生命科学相互渗透的一门边缘学科。生物组织光学的参数包括约化散射系数（Reduced Scattering Coefficient: μ_s'）、吸收系数（Absorption Coefficient: μ_a）、各向异性因子（Anisotropy factor: g）、折射率（Refractive index: n）。生物组织光电采集系统，采用特定波长的光源照射生物组织，通过传感器检测经过生物组织反射、吸收、散射、透射作用后的光信息，进行理论计算，获得光经过区域的生物组织参数，达到对生物组织的性质进行研究的目的。

生物组织多通道采集系统的基本组成如图 1.10 所示，主要包括硬件采集、上位机信号处理显示软件。硬件包括主控电路、恒流源驱动电路及光源、光电检测器、锁相放大电路和数据 A/D 与显示部分。主控电路控制硬件系统的主要时序和功能，负责光源的驱动，光电信号的检测，信号的前置放大，信号的 A/D 与串口传输。

图 1.10　便携式监测系统模块框图

2. 信号采集硬件系统

根据参数的理论计算算法，光源选择了双波长的近红外二极管，光源交替发出两种不同波长的近红外光照射待测的生物组织。探头采用光纤探头，芯径为600μm，探头长15cm，尾部与发光二极管耦合。发光二极管采用恒流源驱动方式，保证光强度的稳定。恒流源驱动电路由电源基准芯片 MAX6126、NPN 型三极管 Q、采样电阻 R 和电子模拟开关芯片 MAX4066 组成。选用 OPT101 作为本便携式设备的光电检测器，其对 700～950nm 的光灵敏度较高，前端模拟信号经过放大电路和滤波电路的处理后由数据采集卡采集并传输到计算机中。

3. 数据转换与通信模块

从生物组织中出射的光由光电传感器转换为电压信号，经过锁相放大电路的处理后获得模拟信号。数据采集卡采集此模拟电压数据，将其 A/D 处理为数字信号，使其能够在计算机上进行处理。锁相放大后电压范围为–10～10V，数据采集卡使用的是美国国家仪器有限公司(NI)生产的 M 系列多功能数据采集卡 PCI6221 板卡。PCI6221 支持 NI 公司的 LabVIEW 软件，自身带有连接 LabVIEW 的接口。这里设置采样频率为 1kHz，采样时间为 1s，采样点数为 1000。

4. 上位机模块

上位机主要任务包括：数据采集卡的驱动、数字信号处理算法的实现、信号及处理结果的显示。采用 LabVIEW 工具编写程序框图。数据采集卡采集到的电压信号经过模数转换和滤波后在 LabVIEW 的前面板上进行显示。通过设计的前面板界面，即数据采集模块的界面，可以对采样频率和采样点数进行设置，还能记录并保存显示的数据。

5. 实验测试结果验证

作为生物医学信号采集与处理设备，必须设计相应的实验，一方面为了验证设备的可靠性，更为重要的是需要通过检测设备研究生物组织相关参数的生理意义。为此采用其对三块新鲜猪腰椎段椎骨进行了测量。为监测不同通道的测量数据，实验选用便携式设备的两个通道来同时测量猪骨。

实验材料与工具：新鲜猪腰椎段椎骨，锯，铁架台，手术刀片，便携式设备与特制的四根耦合光纤(一根与光源耦合的光纤，两根与光电检测器 OPT101 耦合的光纤，一根普通光纤，四根光纤的芯径均为 600μm，外径直径为 1mm)。

实验步骤为：①用锯将新鲜猪椎骨沿螺钉植入钉道锯开，用手术刀片剔除外部猪肉组织，露出骨密质，并清除切面的碎组织；②将 4 根光纤按图 1.11 所示位置固定，用铁架台将光纤前端垂直置于猪骨切面贴紧；③连接便携式设备、光纤与 NI 数据采集卡，打开计算机中的 LabVIEW 显示程序，打开便携式设备的电源；猪椎骨测量点选择在入钉点、螺钉植入钉道上猪椎骨内部每隔 5mm 取一个点和出钉点，对各个测量点用便携式设备分别进行测量，用 LabVIEW 显示界面观察测量数据并进行保存。三块猪椎骨的测量结果如图 1.12 所示。

图 1.11　耦合光纤位置示意图

图 1.12　三块猪骨漫反射电压值

由图 1.12 可以看出：由于骨的大小不一致，每一块猪骨的测量点数会不一致。但是，第一个测量点和最后一个测量点，即入钉点和出钉点较其他测量点的电压值大，这是因为这两个点处的组织主要是骨密质，而其他测量点处的组织主要为骨疏质，可以初步验证本便携式设备能够明显区分出椎弓根螺钉植入钉道上的不同骨组织成分。同时，因为两根与光电检测器耦合的光纤到与光源耦合的光纤的距离不一样，第二通道离光源较远，其测得的骨密质与骨疏质的差值没有第一通道中二者的差值明显。因此，可以说明光电采集系统能够区分出椎骨组织中不同部位的差异，从而为后期研究打下基础。

习　　题

1-1　查阅资料简述光声成像的基本原理、系统组成、主要成像模式和成像特点，阐述数字信号处理算法在其中的应用。

1-2　以一种生物医学信号为例，阐述完整的数字信号处理过程。

1-3　数据采集卡选择，现在尝试采集 USB(1.1)一帧的数据，一帧的数据要持续 1ms，数据以 20MB/s 的速度传输。为了简化分析，假设要采集 12MHz 的方波信号持续 1ms。选择符合指标的数据采集卡(以 NI 公司为例)。

1-4　阐述生物医学信号的主要特点。

1-5　具体阐述生物医学信号的几种表示形式。

1-6　阐述生物组织多通道光电采集系统的组成和基本原理。

1-7　计算机仿真：编写 Matlab 程序，绘制图 1.2。

第 2 章　数字信号与线性系统

2.1　离散时间信号——序列

2.1.1　序列的定义及表示方法

信号是一种传递信息的函数,离散时间信号可由连续时间信号 $x(t)$ 通过时域采样获得。设采样时间间隔为 T,用 $x(nT)$ 表示此离散时间信号在 nT 点上的值, n 为整数。 n 不为整数时,表示没有定义,而非数值为零。离散时间信号处理时,需要将输入的数据和处理输出的数据存放在存储器中,因此 $x(nT)$ 可以看作按照一定顺序排列的一组数据。可以直接用 $x(n)$ 表示第 n 个离散时间点的序列值,并用 $\{x(n)\}$ 表示离散时间信号——序列。离散序列的表示可以采用数组、曲线等形式。图 2.1 是心电信号的模拟信号和离散时间信号的曲线表示,横轴为时间,两点之间的间隔为采样周期 T。此时的离散时间序列在时间上是离散的,但是在幅值上是连续的,并不是真正意义的数字信号。

(a) 原始模拟数据　　　　　　　(b) 离散后的数据

图 2.1　离散时间信号(心电)的图形表示

2.1.2　常用典型序列

常用典型序列在信号处理中具有重要意义,这些序列可以辅助完成复杂序列和系统的特性分析。典型序列主要包括单位采样序列、单位阶跃序列、矩形序列、实指数序列、复指数序列、正弦序列,序列的数学表达式和曲线表示如下。

1. 单位采样序列(unit sample sequence)

单位采样序列定义为

$$\delta(n) = \begin{cases} 0, & n \neq 0 \\ 1, & n = 0 \end{cases} \tag{2.1.1}$$

$\delta(n)$ 在离散时间序列和系统中的作用与单位脉冲函数 $\delta(t)$ 在模拟信号和系统中的作用是一样的, $\delta(n)$ 在 $n=0$ 时取值 1。

2. 单位阶跃序列 (unit step sequence)

单位阶跃序列 $u(n)$ 定义为

$$u(n) = \begin{cases} 1, & n \geqslant 0 \\ 0, & n < 0 \end{cases} \tag{2.1.2}$$

单位阶跃序列 $u(n)$ 与 $\delta(n)$ 的关系如下：

$$\delta(n) = u(n) - u(n-1) \tag{2.1.3}$$

$$u(n) = \sum_{m=0}^{+\infty} \delta(n-m) = \delta(n) + \delta(n-1) + \delta(n-2) + \cdots \tag{2.1.4}$$

令 $k = n - m$，则

$$u(n) = \sum_{k=n}^{-\infty} \delta(k) = \sum_{k=-\infty}^{n} \delta(k) \tag{2.1.5}$$

3. 矩形序列 (rectangular sequence)

矩形序列定义为

$$R_N(n) = \begin{cases} 1, & 0 \leqslant n \leqslant N-1 \\ 0, & \text{其他} \end{cases} \tag{2.1.6}$$

矩形序列 $R_N(n)$ 与 $\delta(n)$、$u(n)$ 的关系为

$$R_N(n) = u(n) - u(n-N) = \sum_{k=-\infty}^{n} \delta(k) - \sum_{k=-\infty}^{n-N} \delta(k) = \sum_{k=n-N+1}^{n} \delta(k) = \sum_{m=0}^{N-1} \delta(n-m) \tag{2.1.7}$$

4. 指数序列 (exponential sequence)

实指数序列定义为

$$x(n) = a^n u(n) \tag{2.1.8}$$

式中，a 为实数，当 $|a| < 1$ 时，序列是递减的；而当 $|a| > 1$ 时，序列是递增的。

如果 a 为复数，令 $a = e^{(\sigma + j\omega)} u(n)$，则复指数序列定义为

$$x(n) = e^{n(\sigma + j\omega)} u(n) = e^{n\sigma} \left[\cos(n\omega) + j\sin(n\omega) \right] u(n) \tag{2.1.9}$$

若 $\sigma = 0$，当 $\omega n = \pi$ 时，$e^{j\omega n} = -1$；当 $\omega n = 2\pi$ 时，$e^{j\omega n} = 1$；当 $\omega n = \pi/2$ 时，$e^{j\omega n} = j$。因此，可以证明复指数序列是以 2π 为周期的周期序列。

典型序列示意图如图 2.2 所示。

图 2.2　常用典型序列示意图

5. 正弦序列 (sinusoidal sequence)

正弦序列定义为

$$x(n) = A\sin(n\omega + \varphi) \tag{2.1.10}$$

式中，A 为幅度；ω 为数字角频率 (弧度)；φ 为初始相位 (弧度)。虽然模拟信号 $\sin(\Omega t)$ 是周期为 2π 的周期函数，但是正弦序列只有在 $\omega/(2\pi)$ 为有理分式时，才是周期序列。

$$x(n+N) = A\sin(n\omega + \varphi + N\omega) \tag{2.1.11}$$

如果 $x(n) = x(n+N)$，则要求 $N\omega = 2k\pi$，k 为整数，定义有理分式

$$\frac{2\pi}{\omega} = \frac{q}{p} \tag{2.1.12}$$

式中，q 为周期。

【例题 2.1】 绘图判断下面两个序列是否为周期序列。

$$y_1(n) = \sin(0.5n)$$
$$y_2(n) = \sin(0.2\pi n)$$

【解】 两个序列如图 2.3 所示，其中序列 $y_1(n)$ 为非周期序列，序列 $y_2(n)$ 为周期序列，周期 $N = 10$。

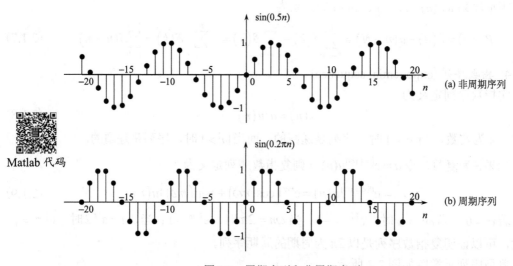

图 2.3 周期序列和非周期序列

$\omega_1 = 0.5$，$\dfrac{2\pi}{\omega_1} = 4\pi = \dfrac{q}{p}$，$y_1(n)$ 为非周期序列。

$\omega_2 = 0.2\pi$，$\dfrac{2\pi}{\omega_2} = 10 = \dfrac{q}{p}$，$y_2(n)$ 为周期为 10 的周期序列。

2.1.3 序列的基本运算

序列的基本运算包括移位、反转、序列的和、序列的积、序列的累加、序列的差分运算、序列的插值和抽取变换、序列的卷积和等。

(1)移位（shift）。若序列为 $x(n)$ 且 $m > 0$ ，序列 $x(n)$ 向右移动 m 位构成的新序列为 $x(n-m)$ ，称为序列的延迟；序列 $x(n)$ 向左移动 m 位构成的新序列为 $x(n+m)$ ，称为序列的超前。

(2)反转。若序列为 $x(n)$ ，反转序列 $x(-n)$ 就是以 $n = 0$ 为对称轴将序列 $x(n)$ 反转（镜像）得到的。

(3)序列的和。序列 $x(n)$ 与序列 $y(n)$ 的和是指两个序列对应序号的数值相加而构成的新序列 $z(n)$ ，记为 $z(n) = x(n) + y(n)$ 。

(4)序列的积。序列 $x(n)$ 与序列 $y(n)$ 的积是指两个序列对应序号的数值逐项相乘而构成的新序列 $z(n)$ ，记为 $z(n) = x(n) \cdot y(n)$ 。

【例题 2.2】 已知 $x(n) = 1.1^n u(n) + \sin(0.1\pi n)u(n)$ ，$y(n) = [0.5^n u(n)] \cdot [\sin(0.25\pi n)R_{10}(n)]$ ，采用 Matlab 绘制序列 $x(n)$ 和序列 $y(n)$ ，输出序列长度为 15，结果如图 2.4 所示。

Matlab 代码

图 2.4 序列 $x(n)$ 和序列 $y(n)$ 的示意图

(5)序列的累加。若序列为 $x(n)$ ，序列 $y(n)$ 是 $x(n)$ 的累加序列，定义为

$$y(n) = \sum_{k=-\infty}^{n} x(k) \tag{2.1.13}$$

(6)序列的差分运算。序列 $x(n)$ 的前向差分（forward difference）运算定义为：$y(n) = \Delta x(n) = x(n+1) - x(n)$ ，输出序列与当前时刻的输入序列及之后的输入序列有关。

序列 $x(n)$ 的后向差分（backward difference）运算定义为：$y(n) = \nabla x(n) = x(n) - x(n-1)$ ，输出序列与当前时刻的输入序列及之前的输入序列有关。

因此可得：$y(n) = \nabla x(n) = \Delta x(n-1)$ 。

两点中间差值算法（two-point central difference algorithm）可以定义为

$$y(n) = \frac{x(n+L) - x(n-L)}{2LT_s} \tag{2.1.14}$$

式中，L 为两点之间的距离；T_s 为采样周期。单位抽样响应序列为

$$h(n) = \begin{cases} -0.5/L, & n = -L \\ 0.5/L, & n = L \\ 0, & n \neq \pm L \end{cases} \tag{2.1.15}$$

当 $L = 1$ 和 4，$T_s = 0.005\text{s}$ 时，单位抽样响应序列 $h(n)$ 幅频特性曲线如图 2.5 所示，图 2.5(a)为带通滤波器，图 2.5(b)为梳状滤波器。图 2.6 为视觉诱发信号，经过 $L = 1$ 和 4 的差分滤波后，可以强化出时域信号的阶跃变化，同时对噪声信号进行滤除。图 2.6(a)和图 2.6(b)分别为 $L = 1$ 和 $L = 4$ 差分滤波后的时域信号。

(a) $L=1$　　　　　　　(b) $L=4$

图 2.5　单位抽样响应序列 $h(n)$ 幅频特性曲线

Matlab 代码

(a) $L=1$　　　　　　　(b) $L=4$

图 2.6　视觉诱发信号的差分滤波示意图

(7)序列的插值和抽取变换。对序列 $x(n)$，其插值和抽取变换序列为 $x(mn)$ 或 $x(n/m)$，m 为正整数。$x(mn)$ 可以理解为从序列 $x(n)$ 中每 m 个数抽出一个组成新的序列。当生物医学信号采样频率较高、数据量较大难以处理时，可以采用数据抽取的方式，其抽取必须满足后面介绍的采样定理。$x(n/m)$ 可以理解为插值运算。例如，在测量同一生理过程的两组数据以时间点为参考单位出现数据量不一致的情况下，可以采用插值运算将其中数据较少的序列数量增加。

(8)序列的卷积和(convolution sum)。一个线性时不变系统可以由单位抽样响应序列 $h(n)$ 表示，对于输入序列 $x(n)$，其输出序列 $y(n)$ 可以表示为

$$y(n) = \sum_{m=-\infty}^{+\infty} x(m)h(n-m) = x(n)*h(n) = h(n)*x(n) \tag{2.1.16}$$

式中，用"*"代表线性卷积和运算(图 2.7)，卷积和的运算在图形上可以分成四步：反转、移位、相乘、相加。卷积和是求离散线性时不变系统输出响应(零状态响应)的主要方法。

图 2.7　线性时不变系统输入输出关系示意图

卷积和的图解法计算步骤如下。

①反转：先将 $x(n)$ 和 $h(n)$ 的变量置换为 m，得到 $x(m)$ 和 $h(m)$，求 $h(m)$ 的反转序列 $h(-m)$。

②移位：将$h(-m)$沿m轴平移n得到$h(n-m)$，当$n>0$时，右移n位，当$n<0$时，左移$|n|$位。

③相乘：对给定的某个n值，将序列$h(n-m)$和$x(m)$相同m值的对应点相乘。

④相加：再将以上所有对应点的乘积累加，就可以得到给定的n值时的$y(n)$。

⑤改变n值，重复上述过程①～④，直到计算出所有的n值。

【例题2.3】 已知

$$x(n) = \begin{cases} 3-n, & 0 \leqslant n \leqslant 2 \\ 0, & \text{其他} \end{cases}, \qquad h(n) = \begin{cases} 1, & 0 \leqslant n \leqslant 2 \\ 0, & \text{其他} \end{cases}$$

求$y(n) = x(n) * h(n)$。

【解】 ①图解法。如图2.8所示。

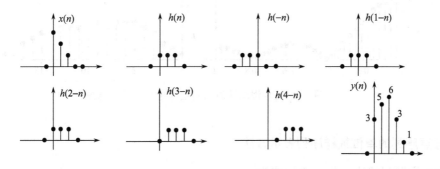

图2.8 图解法计算两个序列线性卷积的示意图

②矩阵法。序列$x(n)$的长度为3，序列$h(n)$的长度为3，则卷积后的序列$y(n)$的长度是5。因此

$$y(n) = x(n) * h(n) = \begin{bmatrix} 3 & 0 & 0 & 0 & 0 \\ 2 & 3 & 0 & 0 & 0 \\ 1 & 2 & 3 & 0 & 0 \\ 0 & 1 & 2 & 3 & 0 \\ 0 & 0 & 1 & 2 & 3 \end{bmatrix} \begin{bmatrix} 1 \\ 1 \\ 1 \\ 0 \\ 0 \end{bmatrix} = \begin{bmatrix} 3 \\ 5 \\ 6 \\ 3 \\ 1 \end{bmatrix}$$

【例题2.4】 采用五项滑动滤波器对信号进行滤波，并说明该滤波器对输入信号起的作用。

五项滑动滤波器的数学表达式为

$$y(n) = \frac{1}{5}\big[x(n) + x(n-1) + x(n-2) + x(n-3) + x(n-4)\big]$$

【解】 $y(n) = \sum_{m=-\infty}^{+\infty} h(m)x(n-m) = \sum_{m=0}^{4} h(m)x(n-m)$

$= h(0)x(n) + h(1)x(n-1) + h(2)x(n-2) + h(3)x(n-3) + h(4)x(n-4)$

$= \frac{1}{5}\big[x(n) + x(n-1) + x(n-2) + x(n-3) + x(n-4)\big]$

因此

$$h(n) = \left[\frac{1}{5}, \frac{1}{5}, \frac{1}{5}, \frac{1}{5}, \frac{1}{5} \right]$$

结果如图 2.9 所示。

图 2.9　五项滑动滤波器对信号进行滤波示意图

2.1.4　任意序列的单位抽样序列表示方法

单位抽样序列移位 m 后，表达式为

$$\delta(n-m) = \begin{cases} 1, & n = m \\ 0, & n \neq m \end{cases} \tag{2.1.17}$$

因此，对于任意序列 $x(n)$，有

$$x(n)\delta(n-m) = \begin{cases} x(m), & n = m \\ 0, & n \neq m \end{cases} \tag{2.1.18}$$

由此任意序列 $x(n)$ 都可以由单位抽样序列的加权移位和表示，即

$$x(n) = x(n) * \delta(n) = \sum_{m=-\infty}^{+\infty} x(m)\delta(n-m) \tag{2.1.19}$$

2.1.5　序列的能量和功率

对于时域离散的序列 $x(n)$，能量 E 定义为序列的幅值平方和，表达式为

$$E = \sum_{n=-\infty}^{+\infty} |x(n)|^2 \tag{2.1.20}$$

对于长度为 N 的序列，功率 P 定义为

$$P = \lim_{N \to \infty} \frac{1}{N} \sum_{n=-\infty}^{+\infty} |x(n)|^2 \tag{2.1.21}$$

对于脑电信号，利用功率 P 可以获得不同频带的功率分布。

2.2　时域离散系统

2.2.1　时域离散系统的定义

时域离散系统(discrete-time system)在数学上定义为一种将输入序列 $x(n)$ 映射到输出序列 $y(n)$ 的变换或者算法，具有普遍性的定义为

$$y(n) = T\big[x(n)\big] \tag{2.2.1}$$

式中，T 表示各种变换关系，对 T 的不同定义，可以形成各种性质的系统。本书主要研究的是线性时不变系统(Linear Time-Invariant System，LIS)。

2.2.2　线性系统

线性系统是由叠加性原理定义的，如果系统的输入序列为 $x_1(n)$ 和 $x_2(n)$，对应的输出响应序列分别为 $y_1(n)$ 和 $y_2(n)$，根据时域离散系统的定义，有

$$y_1(n) = T\big[x_1(n)\big], \quad y_2(n) = T\big[x_2(n)\big]$$

设对于输入序列 $x(n) = ax_1(n) + bx_2(n)$，输出序列是 $y(n)$，当且仅当

$$y(n) = T\big[ax_1(n) + bx_2(n)\big] = aT\big[x_1(n)\big] + bT\big[x_2(n)\big] = ay_1(n) + by_2(n)$$

即满足可列可加性时，该系统称为线性系统，其中 a 和 b 为任意常数。

对于任意序列的输入可以叠加表示为

$$x(n) = \sum_i a_i x_i(n) \tag{2.2.2}$$

那么线性系统的输出为

$$y(n) = T\big[x(n)\big] = T\left[\sum_i a_i x_i(n)\right] = \sum_i a_i T[x_i(n)] = \sum_i a_i y_i(n) \tag{2.2.3}$$

式中

$$y_i(n) = T[x_i(n)] \tag{2.2.4}$$

【例题 2.5】　利用系统的线性，描述输入为余弦信号 $\cos\omega n$ 的稳态响应。

【解】　已知

$$\mathrm{e}^{\mathrm{j}\omega n} = \cos\omega n + \mathrm{j}\sin\omega n$$

$$\mathrm{e}^{-\mathrm{j}\omega n} = \cos\omega n - \mathrm{j}\sin\omega n$$

可得

$$\cos\omega n = \frac{1}{2}(\mathrm{e}^{\mathrm{j}\omega n} + \mathrm{e}^{-\mathrm{j}\omega n})$$

$$\sin\omega n = \frac{1}{2\mathrm{j}}(\mathrm{e}^{\mathrm{j}\omega n} - \mathrm{e}^{-\mathrm{j}\omega n})$$

对于线性时不变系统

$$T[\cos\omega n] = \frac{1}{2}(T[\mathrm{e}^{\mathrm{j}\omega n}] + T[\mathrm{e}^{-\mathrm{j}\omega n}])$$

离散系统对复指数序列 $x(n) = \mathrm{e}^{\mathrm{j}\omega n}$ 的响应可以表示为

$$y(n) = T[x(n)] = \sum_{m=-\infty}^{+\infty} h(m)\mathrm{e}^{\mathrm{j}\omega(n-m)} = \mathrm{e}^{\mathrm{j}\omega n} \sum_{m=-\infty}^{+\infty} h(m)\mathrm{e}^{-\mathrm{j}\omega m}$$

其中频率响应定义为

$$H(\mathrm{e}^{\mathrm{j}\omega}) = \sum_{m=-\infty}^{+\infty} h(m)\mathrm{e}^{-\mathrm{j}\omega m}$$

上式可以推导为

$$y(n) = T[x(n)] = T[\mathrm{e}^{\mathrm{j}\omega n}] = \mathrm{e}^{\mathrm{j}\omega n} \cdot H(\mathrm{e}^{\mathrm{j}\omega})$$

复指数序列的输出响应为输入序列与系统频率响应的乘积。

2.2.3 时不变系统

如果系统的输出响应随着输入序列的时间移位而移位，该系统为时不变系统。假设系统的输入序列为 $x(n)$，对应的输出响应为 $y(n)$，则对于输入移位序列 $x(n-m)$，产生的输出响应为 $y(n-m)$。即对于时不变系统，如果 $y(n) = T[x(n)]$，则有 $y(n-m) = T[x(n-m)]$，其中 m 为任意整数。

【例题 2.6】 判断 $y(n) = 5x(n) + 6$ 是否为 (1) 线性系统，(2) 时不变系统。

【解】 (1) 线性

$$y_1(n) = T[x_1(n)] = 5x_1(n) + 6$$
$$y_2(n) = T[x_2(n)] = 5x_2(n) + 6$$
$$y(n) = T[ax_1(n) + bx_2(n)] = 5[ax_1(n) + bx_2(n)] + 6 \neq ay_1(n) + by_2(n)$$

因此为非线性系统。

(2) 时不变

$$y(n) = T[x(n)] = 5x(n) + 6$$
$$T[x(n-m)] = 5x(n-m) + 6$$
$$y(n-m) = 5x(n-m) + 6$$

可得
$$T[x(n-m)] = y(n-m)$$

所以，$y(n) = 5x(n) + 6$ 为时不变系统。

【例题 2.7】 已知系统

$$y(n) = T[x(n)] = \sum_{m=-\infty}^{n} x(m)$$

该系统为时不变系统吗？

【解】
$$T[x(n-k)] = \sum_{m=-\infty}^{n} x(m-k) = \sum_{m=-\infty}^{n-k} x(m)$$

$$y(n-k) = \sum_{m=-\infty}^{n-k} x(m)$$

$$y(n-k) = T[x(n-k)]$$

所以，系统是时不变系统。

2.2.4 线性时不变系统的性质

(1)交换律。由于卷积和与两卷积序列的次序无关，有
$$y(n) = x(n) * h(n) = h(n) * x(n)$$

也就是说将单位抽样响应 $h(n)$ 改为输入，而将输入 $x(n)$ 改为系统单位抽样响应，则输出 $y(n)$ 不变。

(2)结合律。
$$x(n) * h_1(n) * h_2(n) = \left[x(n) * h_1(n)\right] * h_2(n)$$
$$= x(n) * \left[h_1(n) * h_2(n)\right] = \left[x(n) * h_2(n)\right] * h_1(n)$$

两个线性时不变系统级联后仍构成一个线性时不变系统，其单位抽样响应为两系统单位抽样响应的卷积和，且线性时不变系统的单位抽样响应与它们的级联次序无关。

(3)分配律。
$$x(n) * \left[h_1(n) + h_2(n)\right] = x(n) * h_1(n) + x(n) * h_2(n)$$

两个线性时不变系统并联后仍构成一个线性时不变系统，其单位抽样响应为两系统单位抽样响应的序列和(图 2.10)。

【证明】
$$x(n) * \left[h_1(n) + h_2(n)\right] = \sum_{m=-\infty}^{+\infty} x(m) \cdot \left[h_1(n-m) + h_2(n-m)\right]$$
$$= \sum_{m=-\infty}^{+\infty} x(m) \cdot h_1(n-m) + \sum_{m=-\infty}^{+\infty} x(m) \cdot h_2(n-m)$$
$$= x(n) * h_1(n) + x(n) * h_2(n)$$

(a) 级联　　　　　　　　　(b) 并联

图 2.10　级联和并联系统示意图

2.2.5 线性时不变系统的时域卷积

定义：如果一个系统同时满足线性和时不变特性，那么该系统就是线性时不变系统。

系统的单位抽样响应如下：
$$h(n) = T\left[\delta(n)\right]$$

如果系统是时不变系统，当输入序列为 $\delta(n-m)$ 时，则

$$h(n-m) = T[\delta(n-m)]$$

由式(2.1.19)可知，任意序列$x(n)$有如下描述：

$$x(n) = \sum_{m=-\infty}^{+\infty} x(m)\delta(n-m)$$

则序列$x(n)$输入线性时不变系统后，其输出响应为

$$y(n) = T[x(n)] = T\left[\sum_{m=-\infty}^{+\infty} x(m)\delta(n-m)\right] = \sum_{m=-\infty}^{+\infty} x(m)T[\delta(n-m)]$$

$$\sum_{m=-\infty}^{+\infty} x(m)h(n-m) = x(n)*h(n)$$

上式表明，对于线性时不变系统，输出序列$y(n)$是输入序列$x(n)$和系统单位抽样响应序列$h(n)$的线性卷积。

令$r = n-m$，上式变为

$$y(n) = \sum_{r=-\infty}^{+\infty} x(n-r)h(r) = h(n)*x(n)$$

上式表明，线性卷积可以交换顺序。

2.3 时域离散系统的稳定性和因果性

2.3.1 因果系统

一个系统如果n时刻的输出只取决于n时刻及n时刻以前的序列，而和n时刻以后的序列无关，则该系统为因果系统。因果系统是指其输出变化不会发生在输入变化之前的一种系统，也就是说，系统的因果性是指系统的可实现性；如果现在的输出和未来的输入有关，这在时间上违背了因果性，而且系统也无法实现，这样的系统就称为非因果系统。

如果一个系统是线性时不变系统，则该系统具有因果性的充分必要条件是

$$h(n) = 0, \quad n < 0 \tag{2.3.1}$$

2.3.2 稳定系统

对每一个有限的输入序列，系统产生的输出序列也是有限的，该系统称为稳定系统。线性时不变系统是稳定系统的充分必要条件是：系统的单位抽样响应绝对可和，即

$$\sum_{n=-\infty}^{+\infty} |h(n)| < \infty \tag{2.3.2}$$

对于因果稳定的线性时不变系统的单位抽样响应是因果的（单边的），且是绝对可和的，即

$$h(n) = h(n)u(n) \tag{2.3.3}$$

【例题 2.8】 设系统$y(n) = T[x(n)] = x(n)e^{j\frac{\pi}{3}n}$，判断其线性、时不变性、稳定性和因

果性。

【解】 (1)
$$y_1(n) = T[x_1(n)] = x_1(n)e^{j\frac{\pi}{3}n}$$

$$y_2(n) = T[x_2(n)] = x_2(n)e^{j\frac{\pi}{3}n}$$

$$T[ax_1(n) + bx_2(n)] = [ax_1(n) + bx_2(n)]e^{j\frac{\pi}{3}n}$$

$$= ax_1(n)e^{j\frac{\pi}{3}n} + bx_2(n)e^{j\frac{\pi}{3}n} = ay_1(n) + by_2(n)$$

所以，该系统为线性系统。

(2)
$$T[x(n-m)] = x(n-m)e^{j\frac{\pi}{3}n}$$

$$y(n-m) = x(n-m)e^{j\frac{\pi}{3}(n-m)}$$

因而，$T[x(n-m)] \neq y(n-m)$，所以，系统不是时不变系统。

(3)若 $x(n)$ 有界，即 $|x(n)| \leqslant M$，则

$$|y(n)| = |T[x(n)]| = \left|x(n)e^{j\frac{\pi}{3}n}\right| \leqslant |x(n)|\left|e^{j\frac{\pi}{3}n}\right| \leqslant M$$

因为 $\left|e^{j\frac{\pi}{3}n}\right| = 1$，所以 $|y(n)| \leqslant M < \infty$，即有界的输入产生有界的输出，因此系统是稳定的。

(4)因为 $y(n) = T[x(n)] = x(n)e^{j\frac{\pi}{3}n}$ 只与 $x(n)$ 的当前值有关，所以系统是因果的。

2.4 信号的采样与恢复

2.4.1 信号的采样

离散时间信号是通过对模拟信号 $x(t)$ 进行等间隔采样获得的，该采样信号 $x_s(t) = x(nT) = x(n)$。相当于将 $x(t)$ 乘以以 T 为周期的冲激函数 $\delta_T(t)$，其中，T 为采样周期，其倒数 $\frac{1}{T} = f_s$，称为采样频率。如图 2.11 所示，对于同一个离散序列，可以有多个模拟信号与之相对应，因此，离散序列和模拟信号可能就不是一对一的对应关系。

对于一个正弦信号

$$x(t) = \sin(2\pi f_m t) \tag{2.4.1}$$

考虑到正弦信号的周期为 2π，即 $\sin(\alpha) = \sin(\alpha + 2\pi m)$，则

$$x(n) = x(nT) = \sin(2\pi f_m nT + 2\pi m) = \sin\left(2\pi\left(f_m + \frac{m}{n}f_s\right)nT\right) \tag{2.4.2}$$

图 2.11　时域采样定理示意图

令 $k = \dfrac{m}{n}$，则

$$x(n) = \sin\left(2\pi(f_m + kf_s)nT\right) \tag{2.4.3}$$

当对正弦信号进行采样的时候，如果 k 为整数，将无法区分在 f_m 的采样点和 $f_m + kf_s$ 的采样点值。在图 2.12 中，当 $f_s/2 \geqslant f_m$，即 $f_s \geqslant 2f_m$ 时，有限带宽的采样信号频谱不会产生混叠。因此奈奎斯特定理(采样定理)为：使信号采样后能够不失真地还原出原信号，则采样频率必须大于两倍信号谱的最高频率，$f_s \geqslant 2f_m$。其中 f_s 称为奈奎斯特频率，$f_s/2$ 称为折叠频率，信号频率超过它时会折叠回来，形成频谱混叠。在实际工作中，为避免频谱混叠，采样频率一般为 $f_s = (3 \sim 5)f_m$。

图 2.12　时域采样定理示意图

生物医学信号一般都带有高频噪声，其频谱分布如图 2.13 所示。如果直接对信号进行采样(时域离散)，则会出现高频噪声的混叠。因此，对生物医学模拟信号进行离散之前，必须经过模拟低通滤波器，滤除掉高频噪声后，再进行离散，从而大大提高信噪比。

2.4.2　信号的恢复

当有限频谱的信号符合采样定理时，可以在频域中对信号进行恢复。如图 2.14 所示，设 $X_a(\mathrm{j}\Omega)$ 是模拟信号的频谱；$X_s(\mathrm{j}\Omega)$ 是采样信号的频谱，采样周期为 T，则

图 2.13 带有高频噪声信号的时域采样与前置滤波示意图

图 2.14 频域信号重构流程图

$$X_s(\mathrm{j}\Omega) = \frac{1}{T} X_a(\mathrm{j}\Omega), \quad |\Omega| < \frac{\Omega_s}{2} = \frac{\pi}{T} \tag{2.4.4}$$

设计一个低通滤波器，其频率特性为

$$H(\mathrm{j}\Omega) = \begin{cases} T, & |\Omega| < \dfrac{\Omega_s}{2} \\ 0, & |\Omega| > \dfrac{\Omega_s}{2} \end{cases} \tag{2.4.5}$$

则有 $X_a(\mathrm{j}\Omega) = X_s(\mathrm{j}\Omega) \cdot H(\mathrm{j}\Omega)$，再对 $X_a(\mathrm{j}\Omega)$ 进行傅里叶反变换就可以恢复出时域信号 $x_a(t)$。

利用卷积定理可以在时域中对信号进行恢复。对于 $X_a(\mathrm{j}\Omega) = X_s(\mathrm{j}\Omega) \cdot H(\mathrm{j}\Omega)$，可得到 $x_a(t) = x_s(t) * h(t)$。而

$$h(t) = \frac{1}{2\pi} \int_{-\infty}^{\infty} H(j\Omega) e^{j\Omega t} d\Omega = \frac{T}{2\pi} \int_{-\Omega_s/2}^{\Omega_s/2} e^{j\Omega t} d\Omega = \frac{\sin\left(\dfrac{\pi t}{T}\right)}{\dfrac{\pi t}{T}} = \mathrm{sinc}\left(\frac{t}{T}\right) \tag{2.4.6}$$

所以

$$x_a(t) = x_s(t) * h(t) = \sum_{n=-\infty}^{+\infty} x_s(nT) \mathrm{sinc}\left(\frac{t-nT}{T}\right) = \sum_{n=-\infty}^{+\infty} x_s(nT) \phi_n(t) \tag{2.4.7}$$

其中内插公式(时域内插函数)

$$\phi_n(t) = \mathrm{sinc}\left(\frac{t-nT}{T}\right) = \frac{\sin\left[\pi(t-nT)/T\right]}{\pi(t-nT)/T} \tag{2.4.8}$$

时域内插函数在抽样点 nT 上的函数值为 1，在其余抽样点上函数值为零。在每一个抽样点上，由于只有该抽样值所对应的内插函数不为零，抽样内插公式保证了各采样点上信号值不变，而采样点之间的信号值则是由各抽样值对应的内插函数的波形延伸叠加而成的。图 2.15 给出了利用 sinc 公式完成的时域信号重构结果图。

图 2.15　时域信号重构结果图

图 2.16　例题 2.9 时域信号重构结果图

【例题 2.9】 已知模拟信号 $x(t) = \sin(4\pi t)$ ，以采样周期 $T = 0.05\text{s}$ 进行离散的序列为 $x(n)$ ，请利用内插公式，采用 Matlab 代码完成 $x(n)$ 对 $x(t)$ 的重构。

结果如图 2.16 所示。

习　题

2-1　已知一模拟信号 $x_a(t) = \sin\left(2\pi f_0 t + \dfrac{\pi}{4}\right)$ ，其中 $f_0 = 50\text{Hz}$ 。

(1) 求 $x_a(t)$ 的周期，奈奎斯特采样频率应为多少？对应的采样间隔是多少？

(2) 若采样频率 $f_s = 200\text{Hz}$ ，采样间隔为多少？写出采样信号 $x_s(t)$ 的表达式；

(3) 画出对应 $x_s(t)$ 的时域离散信号 $x(n)$ 的波形，并求 $x(n)$ 的周期。

2-2　模拟信号 $y(t) = \sin\Omega t$ ，以采样周期 T 对信号进行采样，求对应的时域离散信号 $y(n)$ ，写出模拟角频率 Ω 和数字角频率 ω 之间的关系。

2-3　求下面序列的周期。
$$x(n) = 2\sin(0.05\pi n) + 3\sin(0.12\pi n), \quad x(n) = \cos(0.7n)$$

2-4　求序列 $x(n) = [1, 2, 3, 4, 5, 6, 7, 8]$ 和序列 $h(n) = \left[\dfrac{1}{3}, \dfrac{1}{3}, \dfrac{1}{3}\right]$ 的线性卷积。

2-5　判断序列 $y(n) = \text{e}^{-x(n)}$ 是否为 (1) 线性系统，(2) 时不变系统，(3) 稳定系统，(4) 因果系统。

2-6　一个时域离散系统的单位抽样响应为
$$h(n) = \frac{1}{2}\delta(n) + \delta(n-1) + \frac{1}{2}\delta(n-2)$$

(1) 求解该系统的频率响应(幅频特性和相频特性)；

(2) 求解该系统对输入 $x(n) = 5\cos\left(\dfrac{n\pi}{4}\right)$ 的稳态响应；

(3) 求解该系统对输入 $x(n) = 5\cos\left(\dfrac{3n\pi}{4}\right)$ 的稳态响应；

(4) 求解该系统对输入 $x(n) = u(n)$ 总的响应，假设当 $n < 0$ 时， $y(n) = 0$ 。

2-7　写出离散时不变系统输入输出关系的一般表达式。当两个离散线性时不变系统级联和并联时，分别写出系统的单位抽样响应序列和频率响应表达式。

2-8　编写 Matlab 代码绘制复指数序列 $x(n) = \text{e}^{\left(-\frac{1}{12} + j\frac{\pi}{6}\right)n}$ 的实部和虚部。

2-9　编写 Matlab 代码分析 $y(n) = -\dfrac{x(n)}{2} + 0.1$ 是否为线性系统。

Matlab 代码和结果
(2-8)

Matlab 代码和结果
(2-9)

第3章 信号平均和相关分析方法与应用

3.1 信号的量化

3.1.1 量化误差现象

信号 A/D 转换的时域离散必须满足采样定理。幅值量化是将模拟信号的幅值采用有限位长的二进制数表示的过程。由于位长有限，会导致量化误差，量化信号的幅值只能是模拟信号幅值的近似。图 3.1 给出了模拟信号的量化和相应的误差。方差 σ^2 可以定义为

$$\sigma^2 = \frac{1}{N} \sum (量化值 - 真实值)^2 \tag{3.1.1}$$

(a) 量化曲线

(b) 误差

图 3.1 模拟信号的量化和误差

3.1.2 量化误差分析

定义 q 为最小能够表示的电压值，即量化水平（± the Least Significant Bit，±LSB）。如果量化的二进制位数为 b 位，则非零数值的个数为 $2^b - 1$。如果 A/D 转换器所表示的最大电压范围为 $0 \sim V_{MAX}$，那么量化水平表达式为

$$q = \frac{V_{MAX}}{2^b - 1} \tag{3.1.2}$$

典型的 ADC 是 8 位、12 位、16 位，位数越高代表量化水平越高。在实际应用中，量化水平并不是越高越好，而是要根据信号的动态范围进行选择。例如，一个 12 位的 ADC 动态范围为 $2^{12} - 1 = 4095$。分贝（dB）的表示形式为：$20 \times \log_{10} 4095 = 72\text{dB}$。很少有生物医

学信号的动态范围超出 40～50dB，大部分集中在 30dB 左右。因此，12 位的 ADC 对于生物医学信号来说已经足够了。同时，8 位的 ADC 动态范围为 48dB 在大多数时候也能够满足要求。

3.2 信号的统计学描述

传统方法中，生物医学信号可以被近似看作零均值、方差 σ^2、幅值与信号强弱相关的随机信号。因此，通过时域分析可获得其统计学特征，即时域特征，如均值、直方图、方差、过零点次数(Zero-Crossing，ZC)、均方根值和积分值等。

常用时域特征参数的计算如下。

(1)均值。

$$AV = \frac{1}{N}\sum_{i=1}^{N}x_i \tag{3.2.1}$$

式中，N 为序列长度；$x_i(i=1,2,\cdots,N)$ 为长度为 N 的时间序列。

(2)积分值。

由于表面肌电信号(sEMG)近似于均值为零的随机信号，若采用 AV 作为时域参数，其值为零，无法表征信号的差别；若对 sEMG 先求绝对值后取平均值，其值将恒大于零，此时定义该参数是 iEMG，iEMG 计算公式为

$$iEMG = \frac{1}{N}\sum_{i=1}^{N}|x_i| \tag{3.2.2}$$

式中，$x_i(i=1,2,\cdots,N)$ 为长度为 N 的信号序列。

(3)方差。

直接取原始 sEMG 的方差，定义如下：

$$[VAR]_1 = \frac{1}{N}\sum_{i=1}^{N}x_i^2 \tag{3.2.3}$$

对原始 sEMG 求绝对值再求方差，定义如下：

$$[VAR]_2 = \frac{1}{N}\sum_{i=1}^{N}(x_i - iEMG)^2 \tag{3.2.4}$$

式中，iEMG 为 sEMG 的积分肌电值。

(4)过零点次数。

肌电信号的电脉冲源于中枢神经，其肌电信号强度与脉冲频率有关。因此，ZC 也是 sEMG 的一个特征，定义如下。

$$ZC = \sum_{i=1}^{N}sgn(-x_i x_{i-1}) \tag{3.2.5}$$

其中

$$sgn(x) = \begin{cases} 1, & x > 0 \\ 0, & 其他 \end{cases} \tag{3.2.6}$$

(5)均方根值。

$$RMS = \sqrt{\frac{1}{N}\sum_{i=1}^{N}x_i^2} \tag{3.2.7}$$

式中， N 为采样点数。

在上述时域特征中，iEMG 和 RMS 值最为常见，两者可在时间维度上反映 sEMG 振幅变化的特征，其中，RMS 又取决于肌肉本身生理、生化之间的内在关系和肌肉负荷的因素，从而可以实时、无损伤地评估肌肉活动状态。

3.3 表面肌电信号的磨牙模式识别算法应用

3.3.1 表面肌电信号产生机制及特点

表面肌电信号对于体表的无创肌肉活动检测至关重要，与生活运动息息相关。根据人体解剖学科的相关研究，人体肌肉共有 639 块，大约由 60 亿条肌纤维组成；其中，肌纤维因肌细胞形状细且长，呈纤维状而得名。当未受刺激时，细胞处于静息状态，即所呈现的电势是"静息电位"；当细胞受刺激时，细胞处于活动状态，所呈现的电势是"动作电位"。在生命活动中，人体内所有细胞都会受到内外环境的刺激，并对刺激做出自身的反应，这种反应称作兴奋性，且这种兴奋性在肌肉细胞和神经细胞中尤为明显。细胞产生兴奋时，处于静息电位的细胞膜会产生一次快速的电位波动，继而向四周传播，形成了动作电位。肌纤维动作电位的形成过程，如图 3.2(a) 所示。

图 3.2 动作电位形成过程和运动单元组成

动作电位由快速去极化的上升支与复极化的下降支组成。当细胞处于受刺激的初始状态时，细胞膜去极化达到阈电位的水平，Na^+ 通道开放，Na^+ 进入细胞，K^+ 通道开始缓慢开放，细胞逐渐去极化；到达峰电位时，Na^+ 通道关闭，Na^+ 停止进入细胞，K^+ 通道继续开放；此后，K^+ 从细胞内液转移到细胞外液，细胞复极化；后电位阶段，电位降低到阈值以下时，Na^+ 通道恢复，K^+ 通道依然开放，继而引发超极化；最后，细胞膜电位会逐渐恢复到静息态的电位水平。

肌电信号是许多肌纤维中的运动单元(Motor Unit，MU)所产生的动作电位在时间上和空间上的叠加，是研究肌肉静态与收缩的一种信号。其中，运动单元由肌肉纤维、轴突末梢、轴突、运动神经元构成，如图3.2(b)所示。

运动神经元的细胞体发出低于40Hz的脉冲序列，经由轴突的传导，到达轴突末梢所连接的肌纤维，产生了动作电位序列（Motor Unit Action Potential Trains，MUAPT），从而引导肌纤维做出相应的收缩活动。这种脉冲信号在生物内的传递过程伴随着生物电流，通过在收缩肌肉部位安置电极，便能得到此处产生的生理电信号，即肌电信号。

3.3.2 sEMG 检测系统与数据采集

sEMG 检测系统整体框架如图 3.3 所示。由信号采集与处理电路、微控制器单元（Microcontroller Unit，MCU）、电源管理及相关外设模块组成。其中，信号采集与处理电路包括信号采集、前置级放大电路、滤波及二级放大电路、电平抬升电路，相关外设模块包括 LCD 显示模块、SD 卡存储模块及按键控制模块。

图 3.3　系统整体框架图

实验对 10 名被试者进行数据采集。实验对象年龄为 20～32 岁，男女各 5 名。据被试者反映，他们均有白日紧咬牙或夜间磨牙的症状。为统一检测条件，规定检测被试者的脸部右侧咀嚼肌 sEMG。

本实验设备为实验室设计制作的 sEMG 检测系统，如图 3.4 所示。图 3.4(a)为检测系统主机实物图，外接一次性使用心电电极、导联线、电源适配器。图 3.4(a)中设备接口 1、设备接口 2 分别与导联线、电源适配器线连接；电源指示灯的亮灭情况表示主机上电与否；按键控制电源的通断。图 3.4(b)为咀嚼肌 sEMG 检测实验图。

(a) 检测系统主机实物图　　　　　　(b) 检测实验图

图 3.4　肌电信号采集实验图

3.3.3　基于时域的 sEMG 特征参数分析

时域分析法将 sEMG 看作近似零均值、方差为 1、服从高斯分布的随机信号。时域分析法是从一维角度，将信号看作关于时间的函数进行分析、研究信号特点，获得的特征参数是信号统计学特征的反映。由于原始 sEMG 是以差分信号的形式采集获得的，为使时域参数更好地表征 sEMG 特点，需要先对信号取绝对值处理再求相应的特征值。其中，RMS 与 iEMG 最为常用，下面将对这两个时域参数进行分析。

1. RMS

RMS，也称为有效值或均方根值，其计算方法是先求平方、再平均、最后开方。均值，是指一组数据集中趋势的数值，通过计算所有数据之和再除以数据个数获得。在实际中，信号相对于其均值，误差存在正负，而 RMS 因其将误差平方计算时消除了符号的影响，所以可以更好地反映信号或者数据误差的离散效果。具体定义见式(3.2.7)。

2. iEMG

iEMG，是单位时间内肌电信号曲线下方的面积和，其值与信号的功率相关，具体定义见式(3.2.2)。图 3.5 所示为紧咬态 sEMG 时域波形及其 RMS 参数曲线。

(a) sEMG时域波形　　　　(b) N=100的RMS曲线　　　　(c) N=500的RMS曲线

图 3.5　紧咬态 sEMG 时域波形及其 RMS 曲线

图 3.5(b)和(c)是 sEMG 信号对应的 RMS 曲线图，N 取值分别是 100 和 500。横坐标是采样点数与 N 的比值，其中 N 表示计算一组采样数据的 RMS 值时被分割的段数。图 3.5(b)和(c)在幅值水平呈现出 sEMG 在时间维度上幅值变化强弱的特点。比较图 3.5(b)和(c)，分析可知，N 值越大，sEMG 的 RMS 特征值数目越少，信息描述越粗略；N 值越小，sEMG 的 RMS 特征值数目越多，信息描述越详细。不同的 N 取值会得到不同描述精度的 RMS 曲线。

图 3.6 是图 3.5(a)中 sEMG 信号对应的 iEMG 曲线图，N 取值分别是 100 和 500。横坐标是采样点数与 N 的比值，N 表示计算一组采样数据的 iEMG 值时被分割的段数。与 RMS 曲线相似，图 3.6(a)和(b)在幅值特性上呈现出在时间维度上 sEMG 幅值强弱变化的特点。比较图 3.6(a)和(b)，分析可知，同一采样数据长度情况下，N 值越大，sEMG 的 iEMG 特征值越稀疏，信息描述越粗糙；N 值越小，sEMG 的 iEMG 特征值越密集，信息描述越周详。N 取值不同时，iEMG 的描述精度不同，从而勾勒出细节描述程度不同的 iEMG 曲线。

(a) N=100的iEMG曲线　　　　　(b) N=500的iEMG曲线

图 3.6　iEMG 曲线

由上述时域参数 RMS 与 iEMG 的研究发现，磨牙症咀嚼肌活动状态下，sEMG 的时域特征参数能够很好地表征信号在时间维度上的特征。时域参数 RMS 与 iEMG，特征十分相似，易获得 sEMG 在时间维度上幅值变化强弱的特点。

3.3.4　结果与分析

实验采集了咀嚼肌在静息态、紧咬态、磨牙态三种运动模式下的 sEMG。静息态，即空白对照组，是咀嚼肌无任何运动时采集的 sEMG，是实验研究中用于评定准确度及实验特征的基准组；紧咬态和磨牙态是咀嚼肌处于紧咬状态和磨牙状态下的 sEMG。三种模式下的 sEMG 曲线及时域参数曲线如图 3.7～图 3.9 所示。为细致展现 sEMG 的时域形态，此处 N 取值为 100。

当被试者咀嚼肌无活动时，其 sEMG 原始时域波形、RMS 与 iEMG 参数曲线如图 3.7 所示。静息态的 sEMG 时域波形随时间基本保持恒定，其 RMS 与 iEMG 曲线亦如此。

(a) 静息态sEMG时域波形　　　(b) 静息态RMS曲线　　　(c) 静息态iEMG曲线

图 3.7　静息态 sEMG 原始时域波形、RMS 与 iEMG 参数曲线

紧咬态 sEMG 原始时域波形、RMS 与 iEMG 参数曲线如图 3.8 所示。由图 3.8 可见，当处于紧咬态时，其时域波形及时域参数均发生相应的变化。由图 3.8(a) 可看出，sEMG 幅值由 0.2mV 增至 0.6mV，最高处可达 0.8mV；由图 3.8(b) 和 (c) 可见，RMS 曲线与 iEMG 曲线大致呈现时域 sEMG 的包络特性，都能描述 sEMG 相应的变化特性，但相同数据段的 RMS 参数值大于 iEMG 参数值。由此可见，紧咬态 RMS、iEMG 可呈现 sEMG 的包络特性，这两个特征参数变化与 sEMG 幅值变化基本一致。

(a) 紧咬态sEMG时域波形   (b) 紧咬态RMS曲线   (c) 紧咬态iEMG曲线

图 3.8　紧咬态 sEMG 原始时域波形、RMS 与 iEMG 参数曲线

　　磨牙态 sEMG 原始时域波形、RMS 与 iEMG 参数曲线如图 3.9 所示。与图 3.8 类似，当处于磨牙态时，其时域波形与 RMS、iEMG 两个时域参数发生相应的变化。图 3.9（a）可看出，sEMG 幅值特性与紧咬态相似，磨牙态 sEMG 幅值由 0.2mV 增至 0.6mV；但从图 3.9（b）和（c）可看出，RMS 曲线与 iEMG 曲线呈锯齿状，细致描绘出原始 sEMG 的变化特性，这一特点与紧咬态的包络特性略显不同。

(a) 磨牙态sEMG时域波形   (b) 磨牙态RMS曲线   (c) 磨牙态iEMG曲线

图 3.9　磨牙态 sEMG 原始时域波形、RMS 与 iEMG 参数曲线

3.4　生物组织参数时域平均算法的应用

3.4.1　视觉诱发响应信号的提取

　　时域平均技术是一种简单有效的噪声滤除算法。对于生物医学信号，如果观测的是同一个可以重复的生理过程，可以通过时域平均算法对信号的特征进行增强。同时达到滤除噪声的目的。时域平均算法最大的难点在于起始点的确定和对齐。比如，对于视觉诱发信号（Visual Evoked Response，VER），以外部刺激时刻为信号对齐时刻，采用上百次的平均可以获得其中微弱的响应信号。

　　采用 avg = mean（data）对视觉诱发信号进行平均，获得图 3.10 所示的平均信号。平均信号对视觉诱发刺激进行了增强，从而突出了信号的特征。

图 3.10　视觉诱发信号及平均信号

3.4.2　光学参数与组织局部热凝固关系研究

热凝固疗法是对目标区域进行彻底热损毁，但不能损伤周围正常组织。因此热凝固治疗过程中热凝固程度和热凝固区域大小的实时监控变得尤为重要。由于治疗时存在个体差异，传热模型在实际应用中存在很大的误差，实时监测可以实时获取组织参数，及时发现治疗过程中存在的问题。现有热疗实时监控技术主要是实时获取体表温度，通过体表温度和治疗时间来评估肿瘤内部的凝固程度，实际仍无法实时获取肿瘤内部凝固程度，在热疗剂量的选取上基本依靠临床经验，具有较大的不确定性，因此寻找一种无损实时在位的肿瘤热疗效果评估是非常重要的。

1. 实验设计

为了能够进行实时在位的测量，本书采用作者所在实验室开发的光学参数实时在位测量系统。该系统基本组成和原理如图 3.11 所示。图 3.11 的光学参数实时在位测量系统中，光源采用的是钨卤素白色光源(HL2000-HP，Ocean Optics 公司)，组织光谱采集采用 USBCCD 光纤光谱仪(USB2000，Ocean Optics 公司)，微创探头由两根光纤组成，其中单根光纤直径为 100μm。

图 3.11　组织热凝固实验装置示意图

系统测量时将微创探头紧贴在生物组织表面进行无损测试，或插入组织内部进行微创测试，光纤探头中一根光纤将光源的光传输到被测量的组织，另一根光纤将由组织反射、散射出的光传输到光谱仪，由计算机进行采集处理，得到光学参数，这里重点研究的是约化散射系数 μ_s'。

系统通过 Intralipid 样品和 OXImeter 系统进行定标，并在 Phantom 实验和大鼠实验得到验证，证明了测试系统的稳定性和可靠性。这里通过该系统实时在位测试 μ_s' 来评估热疗效果，实验测试温度范围为 20～80℃。

系统定标：4%的 Intralipid 溶液，对仪器的积分时间、斜率等参数进行设定。

测试样品：新鲜的鸡蛋(分为蛋白和蛋黄)、猪肝作为离体测量。

2. 实验结果

鸡蛋的主要成分是脂肪和蛋白质，因此被很多实验用来研究组织的热凝固过程。将鸡蛋分离成蛋清和蛋黄，分别进行了 20 组实验，图 3.12 给出 20 组蛋黄受热温度和约化散射系数的统计规律平均曲线，误差棒表示测量值与平均值的误差范围，横坐标为温度，纵坐标为对应温度下的 μ_s'。

图 3.12　蛋黄约化散射系数与受热温度的关系曲线

图 3.13 给出了蛋清 μ_s' 与受热温度的关系曲线，蛋清主要成分是蛋白质，与图 3.12 相比，μ_s' 除了在数值上有所差异外，整体趋势是一致的。图 3.13 中热凝固的温度为 63℃，与蛋黄蛋白质热凝固的温度 62～64℃是一致的。

图 3.13　蛋清约化散射系数与受热温度的关系曲线

用蛋黄和蛋清可以准确地研究蛋白质的凝固特性，但蛋黄和蛋清不是真正的生物组织，为了得到生物组织的蛋白质变性规律，本书采用真正的生物组织——猪肝进行验证。猪肝被切成 3cm×3cm×3cm 的块状，与 0.9%的氯化钠溶液共同组成被测对象，测试完毕后进行剖切观察，确定热凝固的程度。

图 3.14 为猪肝 μ_s' 与受热温度的关系曲线。从形状和趋势上看，图 3.14 与图 3.12、图 3.13 类似。同样可以根据 μ_s' 的变化趋势和数值分为四个阶段。

图 3.14　猪肝约化散射系数与受热温度的关系曲线

通过观察实际测量的关系曲线(图 3.14)，可以根据曲线的拐点获得对实际热凝固过程有指导意义的信息。在曲线阶段 1 和阶段 2 的拐点处，$\mu_s'(T) \leqslant 8.0 \pm 0.9\mathrm{cm}^{-1}$ 时 $T \leqslant 37\,℃$；在阶段 2 和阶段 3 的拐点处，$\mu_s'(T) \leqslant 9.31 \pm 1.6\mathrm{cm}^{-1}$ 时 $T \leqslant 44\,℃$；在阶段 3 和阶段 4 的拐点处，$\mu_s'(T) \leqslant 16.85 \pm 1.1\mathrm{cm}^{-1}$ 时 $T \leqslant 65\,℃$。因此，有可能通过拐点的信息，获得生物组织热凝固过程所处的阶段和对应的温度及其凝固程度的关系。

在此获得的蛋黄、蛋清和猪肝的约化散热系数与受热温度的关系曲线，与文献的变化规律是一致的。与之相比，本书研究了更大的温度范围，采用了可能用于实时在位测量的方法。

3.5　相关性分析

3.5.1　自协方差

相关(correlation)用来描述两个序列之间的相似程度。序列 $x(n)$ 和序列 $y(n)$ 的互相关性可以定义为

$$r_{xy} = \sum_{n=1}^{N} x(n) y(n) \tag{3.5.1}$$

r_{xy} 有时也用下式进行定义：

$$r_{xy} = \frac{1}{N}\sum_{n=1}^{N}x(n)y(n) \tag{3.5.2}$$

两个序列在 k 时刻上的相关程度可以定义为

$$X(k) = \sum_{n=1}^{N}x(n)f(n+k) \tag{3.5.3}$$

方差描述了两个或者多个序列之间的差异量，定义为

$$\sigma_{xy} = \frac{1}{N-1}\sum_{n=1}^{N}\left[x(n)-\bar{x}\right]\left[y(n)-\bar{y}\right] \tag{3.5.4}$$

Pearson 相关系数定义为

$$r_{xy\mathrm{Pearson}} = \frac{1}{(N-1)\sigma_x\sigma_y}\sum_{n=1}^{N}\left[x(n)-\bar{x}\right]\left[y(n)-\bar{y}\right] \tag{3.5.5}$$

3.5.2　互相关和自相关

两个序列的互相关序列定义为

$$r_{xy}(k) = \frac{1}{N}\sum_{n=1}^{N}y(n)x(n+k) \tag{3.5.6}$$

同理，自相关方程定义为

$$r_{xx}(k) = \frac{1}{N}\sum_{n=1}^{N}x(n)x(n+k) \tag{3.5.7}$$

【例题 3.1】　研究信号间的延迟关系。

已知两个不同的神经元放电序列 $x(n)$ 和 $y(n)$，采样周期是 0.2 ms。分析两个序列之间的相关性和延时。结果如图 3.15 所示。

图 3.15　信号之间的延迟关系

【例题 3.2】 研究信号间的空间关系。

已知 EEG 信号，采用互相关序列分析信号的频谱特性。从文件 eeg_data.mat 中读入 EEG 序列。采用循环产生 0.25～25Hz 间隔为 0.25Hz 的一系列余弦序列。分别计算 EEG 和一系列余弦信号的互相关，并绘制互相关序列。同时采用傅里叶变换，分析信号的幅频特性。两者进行对比，结果如图 3.16 所示。

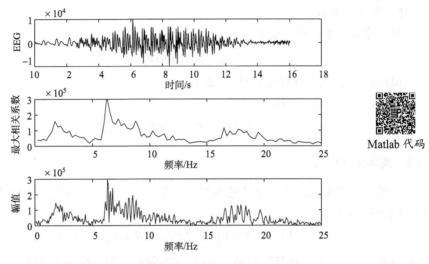

Matlab 代码

图 3.16　信号与各种余弦信号的互相关（频谱特性）

3.6　诱发电位单次提取中的 3A 技术

3.6.1　技术原理与步骤

采用自参考、自相关、自适应滤波等方法对信号与干扰频带严重重叠情况下的波形进行滤波处理。对于诱发电位提取这种特定目标的自参考、自相关、自适应干扰对消技术（Autoreference，Autocorrelation，Adaptive interference cancellation）简单称为 AAA（或 3A）技术。在进行自适应干扰技术提取诱发电位时，对于目标信号（诱发电位）和干扰信号的特性有以下基本假设。

(1) 在每一次响应刺激后产生的诱发电位信号，其频率、潜伏期（初相）和幅度都是可以改变的。这就表明对诱发电位的特性可以不作任何假设。

(2) 背景脑电信号是具有某些重复特征的非线性信号。

(3) 50Hz 电磁干扰是确定信号。

(4) 其他环境干扰是白噪声。

3.6.2　3A 信号处理步骤

(1) 自参考信号的获得：在刺激之前用获取诱发电位的同一电极获取足够长时间（50～100 倍长于提取诱发电位序列的长度）的参考信号 bg(n)。

(2) 给予刺激，标记刺激开始位置。

(3)继续采集一段含诱发电位的序列 $x(n)$，这里取序列长度为 0.5 s 。

(4)求参考信号 bg(n) 与 $x(n)$ 的相关系数 $R(m)$，定义为

$$R(m) = \sum x(n)\text{bg}(n+m)$$ (3.6.1)

假定 bg(n) 有 $N_b = 10^4$ 个点，$x(n)$ 有 $N_x = 1000$ 个点，相关系数的个数 N_r 为

$$N_r = 1 + [\text{bg}(n) - x(n)]$$ (3.6.2)

按上述条件 $N_r = 9001$ 。

(5)求相关系数的最大值 $R_{\max}$

$$R_{\max} = \text{MAX}[R(m)]$$ (3.6.3)

(6)确定 $R_{\max}$ 在 bg(n) 序列中的位置 $p_{\max}$ 。

(7)求取单次刺激的诱发电位

$$\text{EP}(n) = x(n) - \text{bg}(n + p_{\max})$$ (3.6.4)

3.6.3 实验仿真研究

(1)诱发电位仿真。基于上述基本假设，假定响应每一次刺激产生的诱发电位的幅度、频率和初相都是可变的

$$\text{EP}_i(k) = \sum A_{i,j}(k)\sin(2\pi f_{i,j}n + \theta_{i,j}(k)), \quad j = 0,1,2$$ (3.6.5)

式中，$\text{EP}_i(k)$ 为每次刺激产生的诱发电位，i 为刺激次数，变量 $j = 0,1,2$ 为每次刺激产生的由三种不同幅度、频率和初相的余弦信号合成(原则上可以任意多的有界量)的诱发电位。

(2)背景干扰仿真。基于上述基本假设，假定每次刺激的背景干扰产生的诱发电位的幅度、频率和初相都是可变的

$$\text{BG}_i(k) = \sum B_{i,j}(k)\cos(2\pi h_{i,j}n + \theta_{i,j}(k)), \quad j = 0,1,2$$ (3.6.6)

式中，$\text{BG}_i(k)$ 为每次刺激时的背景干扰仿真信号，i 为刺激次数，变量 $j = 0,1,2$ 为每次刺激时产生的由三种不同幅度、频率和初相的余弦信号合成(原则上可以任意多的有界量)的背景干扰。这样，只要在刺激前采样的背景信号足够长，就可以找到一段与刺激后的背景干扰高度相关的信号段。

(3)白噪声仿真。白噪声由下列随机信号仿真

$$\text{WN}_i(k) = \sum C_{i,j}(k)\cos(2\pi\text{RND}_{i,j}(k)n + \text{rnd}_{i,j}(k)), \quad j = 0,1,2$$ (3.6.7)

式中，$\text{WN}_i(k)$ 为每次刺激时的频率($\text{RND}_{i,j}(k)$)和初相($\text{rnd}_{i,j}(k)$)都可随机变化的白噪声，i 为刺激次数，变量 $j = 0,1,2$ 为每次刺激时的由三种随机信号组成(原则上可以任意多的有界量)的白噪声。在诱发电位的单次提取时，不能保证诱发电位的满意对消。

(4)参考信号。参考信号=背景干扰+白噪声。

(5)综合信号。综合信号=背景干扰+诱发电位。

3.6.4 实验结果

(1)诱发电位信号，如图 3.17 所示。

图 3.17　按照式(3.6.5)仿真获得的诱发电位信号

(2)背景干扰信号仿真，如图 3.18 所示。

图 3.18　按照式(3.6.6)仿真获得的背景干扰信号

(3)白噪声信号仿真，如图 3.19 所示。

图 3.19　按照式(3.6.7)仿真获得的白噪声信号

(4)参考信号和综合信号(观测信号)，如图 3.20 所示。

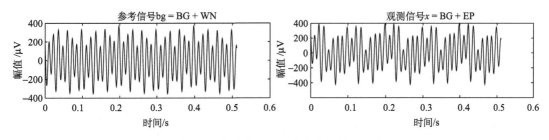

图 3.20　仿真获得的参考信号和观测信号

(5)参考信号 bg(n) 与 $x(n)$ 的相关系数 $R(m)$，如图 3.21 所示。

图 3.21　相关系数

(6)单次刺激的诱发电位(式(3.6.4)),如图 3.22 所示。

图 3.22　滤波后获得的诱发电位信号

习　题

3-1　阐述磨牙肌电信号的采集过程及时域处理方法。

3-2　阐述光学参数与组织局部热凝固关系研究所涉及的信号处理方法。

3-3　编写 Matlab 代码,仿真诱发电位单次提取中的 3A 技术。

第4章 差分方程与 Z 变换

4.1 常系数线性差分方程

4.1.1 差分方程定义

连续线性时不变系统的输入输出关系常用常系数线性微分方程表示，而离散线性时不变系统的输入输出关系常用常系数线性差分方程表示，即

$$y(n) = \sum_{i=0}^{M} b_i x(n-i) - \sum_{i=1}^{N} a_i y(n-i) \tag{4.1.1}$$

或者

$$\sum_{i=0}^{M} b_i x(n-i) = \sum_{i=0}^{N} a_i y(n-i), \quad a_0 = 1 \tag{4.1.2}$$

常系数是指决定系统特征的系数是常数，若系数中含有 n，则称为变系数。差分方程的阶数等于 $y(n)$ 的变量序号的最高值与最低值之差，例如，式(4.1.1)就是 N 阶差分方程。线性是指各 $y(n-i)$ 项和各 $x(n-i)$ 项都只有一次幂而且不存在它们的相乘项，否则就是非线性。

4.1.2 差分方程的求解

求解差分方程有几种方法：递推法、时域经典法、卷积法、变换域法等。递推法比较简单，适合计算机求解，但是只能得到数值解，不易直接得到闭合形式(公式)解答。时域经典法和微分方程法类似，比较麻烦，实际应用中很少采用。卷积法则必须知道系统的单位抽样响应 $h(n)$，这样利用卷积和就能得到任意输入时的输出响应。变换域法是利用 Z 变换的方法求解差分方程。

当系统的初始状态为零时，单位抽样响应 $h(n)$ 就能完全代表系统，那么对于线性时不变系统，任意输入下的系统输出就可以利用卷积和求得。差分方程在给定输入和边界条件下，可用迭代的方法求系统的响应，当输入为 $\delta(n)$ 时，输出(响应)就是单位抽样响应 $h(n)$。

【例题 4.1】 常系数线性差分方程

$$y(n) = x(n) + \frac{3}{4} y(n-1)$$

(1)初始条件为 $n < 0$ 时，$y(n) = 0$，求其单位抽样响应 $h(n)$；

(2)利用卷积定义，编写 Matlab 绘制条件(1)中的单位抽样响应 $h(n)$ 的曲线；

(3)初始条件为 $n \geqslant 0$ 时，$y(n) = 0$，求其单位抽样响应 $h(n)$。

【解】 (1)设 $x(n) = \delta(n)$，输出单位抽样响应 $h(n)$。由条件知道 $y(-1) = h(-1) = 0$，则

$$y(n) = h(n) = 0, \quad n < 0$$

依次迭代

$$y(0)=h(0)=\delta(0)+\frac{3}{4}y(-1)=1$$

$$y(1)=h(1)=\delta(1)+\frac{3}{4}y(0)=\frac{3}{4}$$

$$y(2)=h(2)=\delta(2)+\frac{3}{4}y(1)=\left(\frac{3}{4}\right)^2$$

$$y(3)=h(3)=\delta(3)+\frac{3}{4}y(2)=\left(\frac{3}{4}\right)^3$$

可以归纳为

$$y(n)=h(n)=\left(\frac{3}{4}\right)^n,\ \ n\geqslant 0$$

所以单位抽样响应为

$$h(n)=\left(\frac{3}{4}\right)^n u(n)$$

（2）Matlab 绘制结果如图 4.1 所示。

(a) 单位脉冲序列　　　　(b) 单位响应序列

图 4.1　单位脉冲序列和单位响应序列

（3） $$y(n-1)=\frac{4}{3}\big(y(n)-x(n)\big)$$

设 $x(n)=\delta(n)$，输出单位抽样响应 $h(n)$。由条件 $y(n)=h(n)=0$，$n\geqslant 0$，依次迭代

$$y(-1)=h(-1)=\frac{4}{3}\big(y(0)-\delta(0)\big)=-\frac{4}{3}$$

$$y(-2)=h(-2)=\frac{4}{3}\big(y(-1)-\delta(-1)\big)=-\left(\frac{4}{3}\right)^2$$

$$y(-3)=h(-3)=\frac{4}{3}\big(y(-2)-\delta(-2)\big)=-\left(\frac{4}{3}\right)^3$$

可以归纳为

$$y(n)=h(n)=-\left(\frac{3}{4}\right)^n,\ \ n<0$$

所以单位抽样响应为

$$h(n) = -\left(\frac{3}{4}\right)^n u(-n-1)$$

例题 4.1 表明，差分方程和初始条件共同决定了系统的性能。

4.2 Z 变换的定义与收敛域

4.2.1 Z 变换的定义

对于一个序列 $x(n)$，它的 Z 变换定义为

$$X(z) = \sum_{n=-\infty}^{+\infty} x(n) z^{-n} \tag{4.2.1}$$

式中，z 为一个复变量，定义的 Z 变换称为双边 Z 变换或标准 Z 变换。收敛域由收敛半径决定：$r_1 < |z| < r_2$，一般以极点为界。

4.2.2 Z 变换的收敛域

由于 $x(n)$ 的 Z 变换是一个无穷级数，就必然存在收敛和发散的问题，仅当级数收敛时才可将 $X(z)$ 表示成一个闭合形式。按照级数理论，级数收敛的充要条件是满足绝对可和的条件，即

$$\sum_{n=-\infty}^{+\infty} \left| x(n) z^{-n} \right| = M < \infty \tag{4.2.2}$$

使式 (4.2.2) 成立的所有 z 值的集合称为 $X(z)$ 的收敛域，不同形式的序列，其收敛域不同。

【例题 4.2】 已知序列 $x_1(n) = a^n u(n)$，$x_2(n) = -a^n u(-n-1)$，分别求两个序列的 Z 变换。

【解】 由题意可知

$$x_1(n) = \begin{cases} a^n, & n \geqslant 0 \\ 0, & n < 0 \end{cases}, \quad x_2(n) = \begin{cases} 0, & n \geqslant 0 \\ -a^n, & n < 0 \end{cases}$$

根据表达式和收敛域的定义可知

$$X_1(z) = \frac{z}{z-a}, \quad |z| > |a|$$

$$X_2(z) = \frac{z}{z-a}, \quad |z| < |a|$$

序列对应于相同的 Z 变换函数式，然而收敛域不同。因此，给出 Z 变换函数表达式的同时，必须说明它的收敛域，才能单值地确定它所对应的序列。

Z 变换式可以表示成两个多项式之比：

$$X(z) = \frac{P(z)}{Q(z)} \tag{4.2.3}$$

收敛域内不能含有极点，收敛域通常以极点为边界。

4.2.3 不同序列的 Z 变换收敛域

1. 有限长序列

$$x(n) = \begin{cases} x(n), & n_1 < n < n_2 \\ 0, & \text{其他} \end{cases} \qquad (4.2.4)$$

其 Z 变换为

$$X(z) = \sum_{n=n_1}^{n_2} x(n) z^{-n} \qquad (4.2.5)$$

因为 $x(n)$ 是有限长、有界序列，显然在 $0 < |z| < \infty$ 上都满足收敛条件，收敛域至少是有限 z 平面 $(0, \infty)$；是否包括 0 或者 ∞ 一般需要单独讨论；如下情况收敛域可扩大为

$$0 < |z| \leqslant \infty, \qquad n_1 \geqslant 0$$
$$0 \leqslant |z| < \infty, \qquad n_2 \leqslant 0$$

【例题 4.3】 已知矩形序列是一个有限长序列，$x(n) = R_N(n)$，求其 $X(z)$。

【解】
$$X(z) = \sum_{n=-\infty}^{+\infty} x(n) z^{-n} = \sum_{n=0}^{N-1} z^{-n} = \frac{1 - z^{-N}}{1 - z^{-1}}$$

收敛域为：$0 < |z| \leqslant \infty$。

从上式的分母可知，在 $z = 1$ 处有一个极点，但是从分子处看出 $z = 1$ 处有一个零点，零极点刚好对消。因此，零极点对消，有可能导致出现收敛域扩大的情况。

2. 右边序列

右边序列定义为：$n \geqslant n_1$ 时，序列 $x(n)$ 值不全为零，其他 n 值时，序列 $x(n)$ 值全为零，即

$$x(n) = \begin{cases} x(n), & n \geqslant n_1 \\ 0, & n < n_1 \end{cases}$$

其 Z 变换为

$$X(z) = \sum_{n=-\infty}^{+\infty} x(n) z^{-n} = \sum_{n=n_1}^{-1} x(n) z^{-n} + \sum_{n=0}^{+\infty} x(n) z^{-n}$$

其中，$\displaystyle\sum_{n=n_1}^{-1} x(n) z^{-n}$ 为有限长序列，其收敛域为有限 z 平面；$\displaystyle\sum_{n=0}^{+\infty} x(n) z^{-n}$ 是 z 的负幂级数，其收敛域为 $r_1 < |z| < \infty$。

若 r_1 是收敛域的最小半径，则右边序列 Z 变换的收敛域为 $r_1 < |z| < \infty$；当 $n_1 \geqslant 0$ 时的右边序列称为因果序列，其收敛域为 $r_1 < |z| \leqslant \infty$；因此因果序列的 Z 变换在 $|z| = \infty$ 处收敛。

【例题 4.4】 求指数序列 $x(n) = a^n u(n)$ 的 Z 变换。

【解】
$$X(z) = \sum_{n=0}^{+\infty} a^n z^{-n} = \sum_{n=0}^{+\infty} (az^{-1})^n = \frac{1}{1 - az^{-1}} = \frac{z}{z - a}, \qquad |a| < |z| \leqslant \infty$$

3. 左边序列

左边序列定义为：$n \leqslant n_2$ 时，序列 $x(n)$ 值不全为零，其他 n 值时，序列 $x(n)$ 值全为零，即

$$x(n) = \begin{cases} x(n), & n \leqslant n_2 \\ 0, & n > n_2 \end{cases}$$

其 Z 变换为

$$X(z) = \sum_{n=-\infty}^{n_2} x(n)z^{-n} = \sum_{n=-\infty}^{0} x(n)z^{-n} + \sum_{n=1}^{n_2} x(n)z^{-n}$$

其中，$\displaystyle\sum_{n=-\infty}^{0} x(n)z^{-n}$ 是 z 的正幂级数，其收敛域为 $0 < |z| < r_2$；$\displaystyle\sum_{n=1}^{n_2} x(n)z^{-n}$ 为有限长序列，其收敛域为有限 z 平面。

因此，左边序列 Z 变换的收敛域归纳为：当 $n_2 > 0$ 时，收敛域不包括 $z = 0$，即 $0 < |z| < r_2$；当 $n_2 \leqslant 0$ 时，收敛域包括 $z = 0$，即 $|z| < r_2$。

【例题 4.5】 求序列 $x(n) = -b^n u(-n-1)$ 的 Z 变换。

【解】 $\displaystyle X(z) = \sum_{n=-\infty}^{-1} -b^n z^{-n} = \sum_{n=1}^{+\infty} -b^{-n} z^n = -\frac{b^{-1}z}{1 - b^{-1}z} = \frac{z}{z-b}, \quad |z| < |b|$

如果 $a = b$，则此例与例题 4.4 中右边序列的 Z 变换表达式完全一样。再次强调：只给出 Z 变换的闭合表达式是不够的，必须同时给出收敛域范围，才能唯一确定一个序列，这就说明了研究收敛域的重要性。

4. 双边序列

一个双边序列可以看作一个左边序列和一个右边序列之和。因此双边序列 Z 变换的收敛域就应该是这两个序列 Z 变换的公共收敛区间。

双边序列的 Z 变换为

$$X(z) = \sum_{n=-\infty}^{+\infty} x(n)z^{-n} = \sum_{n=-\infty}^{-1} x(n)z^{-n} + \sum_{n=0}^{+\infty} x(n)z^{-n} \tag{4.2.6}$$

其中，$\displaystyle\sum_{n=-\infty}^{-1} x(n)z^{-n}$ 是左边序列，其收敛域为 $|z| < r_2$；$\displaystyle\sum_{n=0}^{+\infty} x(n)z^{-n}$ 是右边序列，其收敛域为 $|z| > r_1$。

若满足 $r_1 < r_2$，则双边序列 Z 变换的收敛域为 $r_1 < |z| < r_2$，否则不存在收敛域。

【例题 4.6】 求序列 $x(n) = a^{|n|}$ 的 Z 变换，其中 $|a| < 1$。

【解】 $\displaystyle X(z) = \sum_{n=-\infty}^{+\infty} a^{|n|} z^{-n} = \sum_{n=-\infty}^{-1} a^{-n} z^{-n} + \sum_{n=0}^{+\infty} a^n z^{-n} = \sum_{n=1}^{+\infty} a^n z^n + \sum_{n=0}^{+\infty} a^n z^{-n}$

第一部分的收敛域为 $|az| < 1$，即 $|z| < \dfrac{1}{|a|}$；第二部分的收敛域为 $\left|az^{-1}\right| < 1$，即 $|z| > |a|$。

已知 $|a| < 1$，所以

$$X(z) = \frac{az}{1 - az} + \frac{1}{1 - az^{-1}} = \frac{1 - a^2}{(1 - az)(1 - az^{-1})}, \quad |a| < |z| < \frac{1}{|a|}$$

给定 Z 变换 $X(z)$ 不能唯一地确定一个序列，只有同时给出收敛域才能唯一确定；$X(z)$ 在收敛域内解析，不能有极点，故右边序列的 Z 变换收敛域一定在模最大的有限极点所在圆之外；左边序列的 Z 变换收敛域一定在模最小的有限极点所在圆之内。

图 4.2 给出了四种不同类型序列的收敛域情况。

(a) 有限长序列　　　　　　　(b) 右边序列

(c) 左边序列　　　　　　　(d) 双边序列

图 4.2　四种不同类型序列的收敛域示意图

表 4.1 给出了常见序列的 Z 变换表达式和收敛域，可以利用该表格完成简单的 Z 变换和 Z 反变换。

表 4.1　常见序列的 Z 变换和收敛域

序列	Z 变换	收敛域
1. $\delta(n)$	1	整个 Z 域
2. $u(n)$	$\dfrac{1}{1-z^{-1}}$	$|z|>1$
3. $\delta(n-m)$	z^{-m}	整个 Z 域，除了 0 和 ∞
4. $a^n u(n)$	$\dfrac{1}{1-az^{-1}}$	$|z|>|a|$
5. $-u(-n-1)$	$\dfrac{1}{1-z^{-1}}$	$|z|<1$
6. $-a^n u(-n-1)$	$\dfrac{1}{1-az^{-1}}$	$|z|<|a|$

4.3　Z 反 变 换

Z 变换可以用来描述系统在 Z 域的性质，差分方程可以用来研究系统的时域性质。Z 变换的反变换构成了两者之间的关系。

4.3.1　Z 反变换定义

Z 反变换公式：

$$x(n) = Z^{-1}\left[X(z)\right] = \frac{1}{2\pi\mathrm{j}} \oint_c X(z) z^{n-1} \mathrm{d}z \qquad (4.3.1)$$

式中，积分围线 c 为收敛域内围绕原点的逆时针方向闭合曲线。

求 Z 反变换的方法通常有：围线积分法（留数法）、部分分式展开法、幂级数展开法（长除法）。

4.3.2　围线积分法（留数法）

根据复变函数理论，若函数 $X(z)$ 在环状区域 $R_{X_-} < |z| < R_{X_+}$ 内是解析的，则在此区域内 $X(z)$ 可展开成罗朗级数，即

$$X(z) = \sum_{n=-\infty}^{+\infty} C_n z^{-n}, \quad R_{X_-} < |z| < R_{X_+} \qquad (4.3.2)$$

其中

$$C_n = \frac{1}{2\pi\mathrm{j}} \oint_c X(z) z^{n-1} \mathrm{d}z, \quad n = 0, \pm 1, \pm 2, \cdots \qquad (4.3.3)$$

积分围线 c 是收敛域内围绕原点的逆时针方向闭合曲线，则有

$$C_n = x(n) = \frac{1}{2\pi\mathrm{j}} \oint_c X(z) z^{n-1} \mathrm{d}z, \quad c \in \left(R_{X_-}, R_{X_+}\right) \qquad (4.3.4)$$

利用留数定理求围线积分，令

$$F(z) = X(z) z^{n-1} \qquad (4.3.5)$$

单阶极点的留数：

$$\mathrm{Res}\left[F(z)\right]_{z=z_r} = \left[(z - z_r) F(z)\right]_{z=z_r} \qquad (4.3.6)$$

N 阶极点的留数：

$$\mathrm{Res}\left[F(z)\right]_{z=z_r} = \frac{1}{(N-1)!} \frac{\mathrm{d}^{N-1}}{\mathrm{d}z^{N-1}} \left[(z - z_r)^N F(z)\right]_{z=z_r} \qquad (4.3.7)$$

当 $F(z)$ 分母的阶次比分子的高二阶或二阶以上时，可以根据留数辅助定理改求围线 c 以外的极点的留数之和。假设 $F(z)$ 在 Z 平面上有 N 个极点，围线 c 内有 N_1 个极点，用 z_{1k} 表示；围线 c 外有 N_2 个极点，用 z_{2k} 表示，则下式成立：

$$\sum_{k=1}^{N_1} \mathrm{Res}\left[F(z)\right]_{z=z_{1k}} = -\sum_{k=1}^{N_2} \mathrm{Res}\left[F(z)\right]_{z=z_{2k}} \qquad (4.3.8)$$

利用留数定理求围线积分，步骤归纳为

$$F(z) = X(z) z^{n-1} \qquad (4.3.9)$$

假设 $F(z)$ 在 Z 平面上有 N 个极点，围线 c 内有 k 个极点，用 z_k 表示，则

$$x(n) = \sum_k \text{Res}\big[F(z)\big]_{z=z_k} \tag{4.3.10}$$

假设 $F(z)$ 在围线 c 外有 m 个极点，用 z_m 表示，同时 $F(z)$ 分母多项式 z 的阶次比分子的高二阶或二阶以上，则

$$x(n) = -\sum_m \text{Res}\big[F(z)\big]_{z=z_m} \tag{4.3.11}$$

【例题 4.7】 已知 $X(z) = \dfrac{z^2}{(2-z)\left(z-\dfrac{1}{2}\right)}$，$\dfrac{1}{2} < |z| < 2$，利用围线积分法，求其 Z 反变换。

【解】 $\qquad\qquad x(n) = \dfrac{1}{2\pi \mathrm{j}} \oint_c X(z) z^{n-1} \mathrm{d}z, \quad c \in \left(R_{X_-}, R_{X_+}\right)$

根据步骤，令

$$F(z) = X(z) z^{n-1} = \frac{z^2}{(2-z)\left(z-\dfrac{1}{2}\right)} z^{n-1} = \frac{z^{n+1}}{(2-z)\left(z-\dfrac{1}{2}\right)}$$

当分母多项式 z 的阶次比分子的不高二阶或二阶以上时，$n \geqslant 0$，按照围线内极点的计算公式进行计算：如图 4.3 所示，$F(z)$ 在围线 c 内只有一阶极点 $z = 1/2$，则有

$$x(n) = \text{Res}\big[F(z)\big]_{z=\frac{1}{2}} = \left[(z-1/2)\frac{z^{n+1}}{(2-z)\left(z-\dfrac{1}{2}\right)}\right]_{z=\frac{1}{2}} = \frac{2^{-n}}{3}, \quad n \geqslant 0$$

图 4.3　例题 4.7 收敛域示意图

当分母多项式 z 的阶次比分子的高二阶或二阶以上时，$n \leqslant -1$，按照围线内极点的计算公式进行计算：$F(z)$ 在围线 c 内有一阶极点 $z = 1/2$ 和 $-(n+1)$ 阶极点 $z = 0$，因此利用围线 c 外的一阶极点 $z = 2$ 进行计算：

$$x(n) = -\text{Res}\big[F(z)\big]_{z=2} = -\left[(z-2)\frac{z^{n+1}}{(2-z)\left(z-\dfrac{1}{2}\right)}\right]_{z=2} = \frac{2^{n+2}}{3}, \quad n \leqslant -1$$

得

$$x(n) = \frac{2^{-n}}{3}u(n) + \frac{2^{n+2}}{3}u(-n-1)$$

4.3.3 部分分式展开法

部分分式展开法是常用的 Z 反变换求解方法。$X(z)$ 是 z 的有理分式，可分解成部分分式：

$$X(z) = \frac{B(z)}{A(z)} = X_1(z) + X_2(z) + \cdots + X_k(z) \tag{4.3.12}$$

对式(4.3.12)各部分分式求 Z 反变换(IZ)：

$$x(n) = \mathrm{IZ}\big[X(z)\big] = \mathrm{IZ}\big[X_1(z)\big] + \mathrm{IZ}\big[X_2(z)\big] + \cdots + \mathrm{IZ}\big[X_k(z)\big] \tag{4.3.13}$$

式中，$X(z)$ 可以写成一个有理分式的形式：

$$X(z) = \frac{B(z)}{A(z)} = \frac{\displaystyle\sum_{i=0}^{M} b_i z^{-i}}{1 + \displaystyle\sum_{i=1}^{N} a_i z^{-i}} \tag{4.3.14}$$

$$X(z) = \sum_{n=0}^{M-N} B_n z^{-n} + \sum_{k=1}^{N-r} \frac{A_k}{1 - z_k z^{-1}} + \sum_{k=1}^{r} \frac{C_k}{\big[1 - z_i z^{-1}\big]^k} \tag{4.3.15}$$

用留数定理求系数：

$$A_k = (1 - z_k z^{-1})X(z)\big|_{z=z_k} = (z - z_k)\frac{X(z)}{z} = \mathrm{Res}\left[\frac{X(z)}{z}\right]_{z=z_k}, \quad k = 1,2,\cdots,N-r \tag{4.3.16}$$

【例题 4.8】 已知

$$X(z) = \frac{5z^{-1}}{1 + z^{-1} - 6z^{-2}}, \quad 2 < |z| < 3$$

求 Z 反变换。

【解】
$$X(z) = \frac{5z^{-1}}{1 + z^{-1} - 6z^{-2}} = \frac{5z}{z^2 + z - 6} = \frac{5z}{(z-2)(z+3)}$$

$$\frac{X(z)}{z} = \frac{5}{(z-2)(z+3)} = \frac{A_1}{z-2} + \frac{A_2}{z+3}$$

$$A_1 = \mathrm{Res}\left[\frac{X(z)}{z}\right]_{z=2} = (z-2)\cdot\frac{5}{(z-2)(z+3)}\bigg|_{z=2} = 1$$

$$A_2 = \mathrm{Res}\left[\frac{X(z)}{z}\right]_{z=-3} = (z+3)\cdot\frac{5}{(z-2)(z+3)}\bigg|_{z=-3} = -1$$

$$\frac{X(z)}{z} = \frac{1}{z-2} + \frac{-1}{z+3}$$

$$X(z) = \frac{z}{z-2} + \frac{-z}{z+3} = \frac{1}{1 - 2z^{-1}} + \frac{-1}{1 + 3z^{-1}}$$

因为
$$2 < |z| < 3$$

$$Z\left[a^n u(n)\right] = \frac{1}{1 - az^{-1}}, \quad |z| > |a|$$

$$Z\left[a^n u(-n-1)\right] = \frac{-1}{1 - az^{-1}}, \quad |z| < |a|$$

$$\frac{1}{1 - 2z^{-1}} \xrightarrow{|z|>2} 2^n u(n)$$

$$\frac{-1}{1 + 3z^{-1}} \xrightarrow{|z|<3} (-3)^n u(-n-1)$$

所以

$$x(n) = 2^n u(n) + (-3)^n u(-n-1)$$

如果 $X(z)$ 只有一阶极点，则 $X(z)$ 展成

$$X(z) = A_0 + \sum_{m=1}^{k} \frac{A_m z}{z - z_m} \tag{4.3.17}$$

式 (4.3.17) 可以进一步写成

$$\frac{X(z)}{z} = \frac{A_0}{z} + \sum_{m=1}^{k} \frac{A_m}{z - z_m} \tag{4.3.18}$$

A_0、A_m 分别为 $X(z)$ 在 $z = 0$, $z = z_m$ 处极点的留数，即

$$A_0 = \mathrm{Res}\left[\frac{X(z)}{z}, 0\right] = X(0) \tag{4.3.19}$$

$$A_m = \mathrm{Res}\left[\frac{X(z)}{z}, z_m\right] = \left[(z - z_m)\frac{X(z)}{z}\right]_{z=z_m} \tag{4.3.20}$$

如果 $X(z)$ 中含有高阶极点，设 $X(z)$ 含有 k 个一阶极点，1 个 s 阶极点 z_i，则 $X(z)$ 的表达式可以展成：

$$X(z) = \sum_{m=1}^{k} \frac{A_m z}{z - z_m} + \sum_{r=1}^{s} \frac{B_r z}{(z - z_i)^r} \tag{4.3.21}$$

其中，B_r 用式 (4.3.22) 确定

例题

$$B_r = \frac{1}{(s-r)!}\left[\frac{\mathrm{d}^{s-r}}{\mathrm{d}z^{s-r}}(z - z_i)^s \frac{X(z)}{z}\right]_{z=z_i} \tag{4.3.22}$$

4.3.4 幂级数展开法（长除法）

把 $X(z)$ 展开成幂级数形式，如下：

例题

$$X(z) = \sum_{n=-\infty}^{+\infty} x(n)z^{-n} = \cdots + x(-1)z^1 + x(0)z^0 + x(1)z^{-1} + x(2)z^{-2} + \cdots \tag{4.3.23}$$

级数的系数对应序列 $x(n)$。根据收敛域判断 $x(n)$ 的性质，再展开成相应的 z 的幂级数，如表 4.2 所示。

表4.2 长除法 $X(z)$ 的排列形式

收敛域	序列 $x(n)$ 性质	$X(z)$ 展开成 z 的	$X(z)$ 的分子分母按 z 的
1. $\|z\| > R_{X_-}$	因果序列	负幂级数	降幂排列
2. $\|z\| < R_{X_+}$	左边序列	正幂级数	升幂排列
3. $R_{X_-} < \|z\| < R_{X_+}$	双边序列	拆分为因果序列和左边序列	

4.4 Z 变换的性质和定理

合理利用 Z 变换的性质和定理,可以简化 Z 变换的计算。

1. 线性

Z 变换的线性就是要满足比例性和可加性,若

$$Z[x(n)] = X(z), \quad R_{x_-} < |z| < R_{x_+} \tag{4.4.1}$$

$$Z[y(n)] = Y(z), \quad R_{y_-} < |z| < R_{y_+} \tag{4.4.2}$$

则有

$$Z[ax(n) + by(n)] = aX(z) + bY(z), \quad R_- < |z| < R_+ \tag{4.4.3}$$

式中,a,b 为任意常数,$R_- = \max[R_{x_-}, R_{y_-}]$,$R_+ = \min[R_{x_+}, R_{y_+}]$,即线性组合后的收敛域为各个序列 Z 变换的公共收敛域。这些组合中某些零点和极点相互抵消,则收敛域可能扩大。

2. 序列的移位特性

若序列 $x(n)$ 的 Z 变换为

$$Z[x(n)] = X(z), \quad R_{x_-} < |z| < R_{x_+} \tag{4.4.4}$$

则有

$$Z[x(n-m)] = z^{-m}X(z), \quad R_{x_-} < |z| < R_{x_+} \tag{4.4.5}$$

其中,m 为任意整数,m 为正则为延迟,m 为负则为超前。

【证明】 $\quad Z[x(n-m)] = \sum_{n=-\infty}^{+\infty} x(n-m)z^{-n} = z^{-m}\sum_{k=-\infty}^{+\infty} x(k)z^{-k} = z^{-m}X(z)$

对双边序列,移位后收敛域不会发生变化;但是单边序列在 $z=0$ 或 $z=\infty$ 处收敛域可能有变化。例如,$Z[\delta(n)]=1$,在 Z 平面处处收敛,但是 $Z[\delta(n-1)]=z^{-1}$,在 $z=0$ 处不收敛,而 $Z[\delta(n+1)]=z$,在 $z=\infty$ 处不收敛。

3. 频域移位性质

若

$$Z[x(n)] = X(z), \quad R_{X_-} < |z| < R_{X_+} \tag{4.4.6}$$

则有

$$Z\left[a^n x(n)\right] = \sum_{n=-\infty}^{+\infty} a^n x(n) z^{-n} = \sum_{n=-\infty}^{+\infty} x(n)\left(a^{-1}z\right)^{-n} = X\left(a^{-1}z\right) \tag{4.4.7}$$

收敛域为 $R_{X_-} < \left|a^{-1}z\right| < R_{X_+}$ 或 $|a|R_{X_-} < |z| < |a|R_{X_+}$，$a$ 可是复数。

此性质表明 $X(z)$ 如果在 $z = z_1$ 处为极点，则 $X(a^{-1}z)$ 将在 $a^{-1}z = z_1$，即 $z = az_1$ 处为极点。如果 a 为正实数，则表示 z 平面缩小或扩大，零极点在 z 平面沿径向移动；若 a 为复数，则在 z 平面上，零极点既有幅度伸缩，又有角度旋转，因此性质是一种 z 域尺度变换 (the scaling in z-domain)。

4. 微分性质

若序列 $x(n)$ 的 Z 变换为

证明

$$Z\left[x(n)\right] = X(z), \quad R_{X_-} < |z| < R_{X_+} \tag{4.4.8}$$

则

$$Z\left[nx(n)\right] = -z\frac{\mathrm{d}X(z)}{\mathrm{d}z}, \quad R_{X_-} < |z| < R_{X_+} \tag{4.4.9}$$

5. 共轭性质

若

$$Z\left[x(n)\right] = X(z), \quad R_{X_-} < |z| < R_{X_+} \tag{4.4.10}$$

则

$$Z\left[x^*(n)\right] = X^*\left(z^*\right), \quad R_{X_-} < |z| < R_{X_+} \tag{4.4.11}$$

6. 反转性质

若

$$Z\left[x(n)\right] = X(z), \quad R_{X_-} < |z| < R_{X_+} \tag{4.4.12}$$

则

$$Z\left[x(-n)\right] = X\left(z^{-1}\right), \quad R_{X_-} < \left|z^{-1}\right| < R_{X_+} \tag{4.4.13}$$

【证明】
$$Z\left[x(-n)\right] = \sum_{n=-\infty}^{+\infty} x(-n) z^{-n} = \sum_{n=-\infty}^{+\infty} x(n) z^n = \sum_{n=-\infty}^{+\infty} x(n)\left(z^{-1}\right)^{-n} = X\left(z^{-1}\right)$$

$$R_{X_-} < \left|z^{-1}\right| < R_{X_+}$$

证明

7. 初值定理

如果 $x(n)$ 是因果序列，则有

$$x(0) = \lim_{z \to \infty} X(z) \tag{4.4.14}$$

8. 终值定理

如果 $x(n)$ 是因果序列，且其 Z 变换除在 $z = 1$ 处可以有一阶极点，其他极点均在单位圆内，则有

$$\lim_{n \to \infty} x(n) = \lim_{z \to 1}(z-1)X(z) \tag{4.4.15}$$

9. 有限项累加特性

设 $x(n)$ 为因果序列，即 $x(n) = 0$，$n < 0$，若

$$X(z) = Z\big[x(n)\big], \quad |z| > R_{X_-} \tag{4.4.16}$$

则

$$Z\left[\sum_{m=0}^{n} x(m)\right] = \frac{z}{z-1} X(z), \quad |z| > \max\big[R_{X_-}, 1\big] \tag{4.4.17}$$

10. 序列的卷积和（时域卷积和定理）

若

$$Z\big[x(n)\big] = X(z), \quad R_{X_-} < |z| < R_{X_+} \tag{4.4.18}$$

则

$$Z\big[h(n)\big] = H(z), \quad R_{h_-} < |z| < R_{h_+} \tag{4.4.19}$$

则

$$Z\big[x(n)*h(n)\big] = X(z) \cdot H(z), \quad \max\big[R_{X_-}, R_{h_-}\big] < |z| < \min\big[R_{X_+}, R_{h_+}\big] \tag{4.4.20}$$

【证明】
$$Z\big[x(n)*h(n)\big] = \sum_{n=-\infty}^{+\infty} \big[x(n)*h(n)\big]z^{-n} = \sum_{n=-\infty}^{+\infty} \Big\{ \sum_{m=-\infty}^{+\infty} \big[x(m)h(n-m)\big] \Big\} z^{-n}$$

$$= \sum_{m=-\infty}^{+\infty} x(m) \Big\{ \sum_{n=-\infty}^{+\infty} h(n-m) z^{-(n-m)} \Big\} z^{-m}$$

$$= H(z) \cdot \sum_{m=-\infty}^{+\infty} x(m) z^{-m} = X(z)H(z)$$

【例题 4.9】 已知 $x(n) = a^n u(n)$，$h(n) = b^n u(-n)$，$|a| < |b|$，求 $y(n) = x(n)*h(n)$。

【解】 由 Z 变换定理，得

$$X(z) = \frac{z}{z-a}, \quad |z| > |a|$$

$$H(z) = \frac{-b}{z-b}, \quad |z| < |b|$$

$$Y(z) = Z\big[x(n)*h(n)\big] = X(z) \cdot H(z) = \frac{-bz}{(z-b)(z-a)}$$

$$= \frac{b}{b-a} \cdot \frac{z}{z-a} - \frac{b}{b-a} \cdot \frac{z}{z-b}, \quad |a| < |z| < |b|$$

因为 $Y(z)$ 的收敛域为环形区域，故 $y(n)$ 是双边序列。

$$y(n) = Z^{-1}\big[Y(z)\big] = \frac{b}{b-a} a^n u(n) + \frac{b}{b-a} b^n u(-n-1)$$

11. 帕塞瓦尔定理

若

$$R_{X_-} R_{h_-} < 1 < R_{X_+} R_{h_+} \tag{4.4.21}$$

则

$$\sum_{n=-\infty}^{+\infty} x(n)h^*(n) = \frac{1}{2\pi j}\oint_c X(v)H^*\left(\frac{1}{v^*}\right)v^{-1}\mathrm{d}v \tag{4.4.22}$$

其中，c 是在 $\max\left[R_{X_-}, \dfrac{1}{R_{h_+}}\right] < |z| < \min\left[R_{x_+}, \dfrac{1}{R_{h_-}}\right]$ 公共收敛域内的一条闭合围线。如果 $x(n) = h(n)$，则式 (4.4.22) 有

$$\sum_{n=-\infty}^{+\infty} |x(n)|^2 = \frac{1}{2\pi}\int_{-\pi}^{\pi} \left|X(\mathrm{e}^{j\omega})\right|^2 \mathrm{d}\omega \tag{4.4.23}$$

上式表明：序列的能量等于频谱的能量。

【例题 4.10】 已知 LTI 系统的单位抽样响应：

$$h(n) = b^n u(n) - ab^{n-1}u(n-1)$$

求系统输入 $x(n) = a^n u(n)$ 的响应。

【解】 分析：本题需要求序列 $y(n) = x(n)*h(n)$，利用时域卷积定理求解。

$$X(z) = Z[x(n)] = Z[a^n u(n)] = \frac{z}{z-a}, \quad |z| > |a|$$

$$H(z) = Z[h(n)] = Z[b^n u(n) - ab^{n-1}u(n-1)] = Z[b^n u(n)] - aZ[b^{n-1}u(n-1)]$$

$$= \frac{z}{z-b} - az^{-1}\frac{z}{z-b} = \frac{z-a}{z-b}, \quad |z| > |b|$$

$$Y(z) = X(z)H(z) = \frac{z}{z-b}, \quad |z| > |b|$$

$$y(n) = x(n)*h(n) = \mathrm{IZ}[Y(z)] = b^n u(n)$$

习　　题

4-1 求以下各序列的 Z 变换和收敛域。

(1) $x(n) = \begin{cases} 6,7,-3, & n=0,1,2 \\ 0, & \text{其他} \end{cases}$; 　　(2) $x(n) = \begin{cases} (0.5)^n, & n \geqslant 5 \\ 0, & \text{其他} \end{cases}$;

(3) $2^{-n}u(n)$; 　　(4) $-2^{-n}u(-n-1)$

4-2 求 $X(z) = \dfrac{z}{3z^2 - 4z + 1}$ 的反变换。

(1) $|z| > 1$; 　　(2) $|z| < \dfrac{1}{3}$; 　　(3) $\dfrac{1}{3} < |z| < 1$

4-3 $X(z) = \dfrac{1-a^2}{(1-az)(1-az^{-1})}, |a| < 1$，求 Z 反变换。

4-4 求反变换。

$$X(z) = \frac{z^2}{(4-z)\left(z-\dfrac{1}{4}\right)}, \quad |z| > 4$$

4-5 利用 Z 变换性质，求下述序列的 Z 变换：

(1) $(-1)^{-n} n u(n)$;　　　(2) $(n-1)^2 u(n-1)$

4-6 已知差分方程为

$$y(n) = 0.9y(n-1) + x(n) + 0.9x(n-1)$$

(1) 求系统函数 $H(z)$ 和单位脉冲响应 $h(n)$；

(2) 求系统频率响应 $H(\mathrm{e}^{\mathrm{j}\omega})$；

(3) 当输入为 $x(n) = \mathrm{e}^{\mathrm{j}\omega_0 n}$ 时，求系统的输出。

4-7 设系统函数 $H(z) = \dfrac{1 - 0.5z^{-1}}{1 + 0.75z^{-1} + 0.125z^{-2}}$，编写 Matlab 代码完成：

Matlab 代码和
结果

(1) 用极点分布判断系统是否稳定；

(2) 绘制系统的幅频特性和相频特性曲线；

(3) 绘制单位抽样响应序列 $h(n)$。

第 5 章　系统函数及 QRS 复波检测应用

5.1　离散系统的系统函数特点

5.1.1　系统函数的定义

在时域中,可以用输入序列 $x(n)$ 与系统单位抽样响应 $h(n)$ 的线性卷积来描述线性时不变离散系统的输入输出关系,即

$$y(n) = x(n)*h(n) \tag{5.1.1}$$

利用时域卷积定理,对上述线性卷积等式两边进行 Z 变换,得到

$$Y(z) = X(z) \cdot H(z) \tag{5.1.2}$$

定义线性时不变系统的系统函数 $H(z)$ 如下:

$$H(z) = Y(z) / X(z) \tag{5.1.3}$$

可以看出, $H(z)$ 是单位抽样响应 $h(n)$ 的 Z 变换,即

$$H(z) = Z\left[h(n)\right] = \sum_{n=-\infty}^{+\infty} h(n) z^{-n} \tag{5.1.4}$$

系统的频率响应 $H(\mathrm{e}^{\mathrm{j}\omega})$ 定义为

$$H\left(\mathrm{e}^{\mathrm{j}\omega}\right) = \mathrm{FT}\left[h(n)\right] = \sum_{n=-\infty}^{+\infty} h(n) \mathrm{e}^{-\mathrm{j}\omega n} \tag{5.1.5}$$

比较系统函数和频率响应的关系式,令 $z = \mathrm{e}^{\mathrm{j}\omega}$,系统函数等于频率响应,即系统的频率响应是单位圆上的 Z 变换。

【例题 5.1】　已知一系统的 Z 变换为

$$H(z) = \frac{z^3 + 2z^2 + 1}{z(z-1)(z-0.5)}, \quad |z| > 1$$

编写 Matlab 程序,绘制系统幅频特性和相频特性曲线。

【解】　因为 $z = \mathrm{e}^{\mathrm{j}\omega}$,上式可以写为

$$H(z) = \frac{\mathrm{e}^{\mathrm{j}3\omega} + 2\mathrm{e}^{\mathrm{j}2\omega} + 1}{\mathrm{e}^{\mathrm{j}\omega}\left(\mathrm{e}^{\mathrm{j}\omega} - 1\right)\left(\mathrm{e}^{\mathrm{j}\omega} - 0.5\right)}$$

Matlab 代码

系统的幅频特性和相频特性曲线如图 5.1 所示。

5.1.2　因果稳定系统函数性质

因果系统的单位抽样响应为因果序列,其收敛域为

$$R_{X_-} < |z| \leqslant \infty \tag{5.1.6}$$

一个线性时不变系统稳定的充要条件是 $h(n)$ 必须满足绝对可和,即

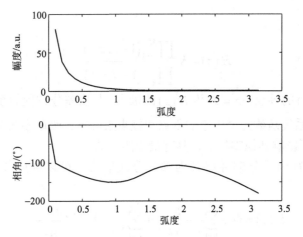

图 5.1　系统函数的幅频特性和相频特性

$$\sum_{n=-\infty}^{+\infty}\left|h(n)\right|<\infty \tag{5.1.7}$$

而 Z 变换的收敛域必须满足

$$\sum_{n=-\infty}^{+\infty}\left|h(n)z^{-n}\right|\leqslant\sum_{n=-\infty}^{+\infty}\left|h(n)\right|\left|z^{-n}\right|<\infty \tag{5.1.8}$$

当收敛域包含单位圆，即 $|z|=1$ 时，上述条件成立。

综上所述，一个因果稳定的线性时不变系统的系统函数 $H(z)$ 必须在从单位圆到∞的整个 z 域内收敛，即

$$1\leqslant|z|\leqslant\infty \tag{5.1.9}$$

也就是说系统函数的全部极点必须在单位圆内。

5.1.3　系统函数和差分方程的关系

一个线性时不变系统可以用常系数线性差分方程来描述，其一般形式为

$$y(n)=\sum_{m=0}^{M}b_{m}x(n-m)+\sum_{i=1}^{N}a_{i}y(n-i) \tag{5.1.10}$$

设系统的初始状态为零，利用 Z 变换性质，直接对式(5.1.10)进行 Z 变换(线性和移位特性)，得

$$Y(z)=\sum_{m=0}^{M}b_{m}z^{-m}X(z)+\sum_{i=1}^{N}a_{i}z^{-i}Y(z) \tag{5.1.11}$$

$$Y(z)-\sum_{i=1}^{N}a_{i}z^{-i}Y(z)=\sum_{m=0}^{M}b_{m}z^{-m}X(z) \tag{5.1.12}$$

$$H(z)=\frac{Y(z)}{X(z)}=\frac{\sum_{m=0}^{M}b_{m}z^{-m}}{1-\sum_{i=1}^{N}a_{i}z^{-i}}=\frac{\sum_{m=0}^{M}b_{m}z^{-m}}{\sum_{k=0}^{N}a_{k}z^{-k}} \tag{5.1.13}$$

将两个系统函数分子、分母多项式分别进行因式分解，可以构成级联型系统的表示方

式，得

$$H(z) = K \frac{\prod_{m=1}^{M}\left(1 - c_m z^{-1}\right)}{\prod_{k=1}^{N}\left(1 - d_k z^{-1}\right)} \tag{5.1.14}$$

式中，$z = c_m$ 为 $H(z)$ 的零点，$z = d_k$ 为 $H(z)$ 的极点，是由差分方程的系数 a_k 和 b_m 决定的，除了比例常数 K，系统函数完全由它的零点和极点来确定。级联系统能单独调整滤波器的第 k 对零极点，而不影响其他零极点，具有最少的存储器。

将系统函数进行因式分解并展开为部分分式形式，可以构成并联型系统的表示方式，得

$$H(z) = G + \sum_{k=1}^{N_1} \frac{A_k}{1 - c_k z^{-1}} + \sum_{k=1}^{N_2} \frac{f_{0k} + f_{1k} z^{-1}}{1 - e_{1k} z^{-1} - e_{2k} z^{-2}} \tag{5.1.15}$$

上述系统函数可以单独调整一对极点的位置，但不能单独调整零点位置。可以同时对输入信号进行并行计算，故运算速度最高。各并联基本环节的误差互相不影响，故运算误差最小。

【例题 5.2】 已知一线性时不变因果系统的差分方程为

$$y(n-1) - \frac{5}{2}y(n) + y(n+1) = x(n)$$

求系统的单位抽样响应 $h(n)$，该系统是否稳定？

【解】 $\quad H(z) = \frac{Y(z)}{X(z)} = \frac{1}{z^{-1} - \dfrac{5}{2} + z} = \frac{z}{(z-2)\left(z - \dfrac{1}{2}\right)} = \frac{2}{3}\left(\frac{z}{z-2} - \frac{z}{z - \dfrac{1}{2}}\right)$

由题意知，系统是因果系统，因此 $h(n)$ 为因果序列，$H(z)$ 的收敛域为圆外部区域，即 $|z| > 2$。

所以

$$h(n) = \frac{2}{3}\left[2^n - 2^{-n}\right]u(n)$$

因为系统是因果的，收敛域为 $|z| > 2$，不包含单位圆 $|z| = 1$，所以系统是不稳定的。单位抽样响应序列和零极点图如图 5.2 所示。

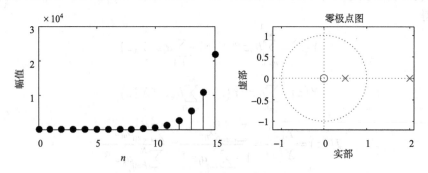

图 5.2 单位抽样响应序列和零极点图

5.1.4 系统的频率响应特性

系统的频率响应定义为

$$H\left(\mathrm{e}^{\mathrm{j}\omega}\right) = \sum_{n=-\infty}^{+\infty} h(n)\mathrm{e}^{-\mathrm{j}\omega n} \tag{5.1.16}$$

$H(\mathrm{e}^{\mathrm{j}\omega})$ 是 $h(n)$ 的傅里叶变换，称为系统的频率响应，描述的是复指数序列经过线性时不变系统后，复振幅(包括幅度和相位)的变化。

当系统输入为余弦(正弦)序列时，输出为同频的余弦(正弦)序列，其幅度受频率响应 $\left|H(\mathrm{e}^{\mathrm{j}\omega})\right|$ 加权，而输出的相位为输入相位与系统相位 $\arg[H(\mathrm{e}^{\mathrm{j}\omega})]$ 之和。

证明

【**例题 5.3**】 设一阶系统的差分方程为

$$y(n) = x(n) + \frac{1}{2}y(n-1)$$

求系统的频率响应。

【**解**】 将差分方程两端进行 Z 变换，得

$$H(z) = \frac{Y(z)}{X(z)} = \frac{1}{1-\frac{1}{2}z^{-1}} = \frac{z}{z-\frac{1}{2}}, \quad |z| > \frac{1}{2}$$

这是因果系统，求出单位抽样响应为

$$h(n) = \left(\frac{1}{2}\right)^{n} u(n)$$

则

$$H\left(\mathrm{e}^{\mathrm{j}\omega}\right) = H(z)\big|_{z=\mathrm{e}^{\mathrm{j}\omega}} = \frac{1}{1-\frac{1}{2}\mathrm{e}^{-\mathrm{j}\omega}} = \frac{1}{\left(1-\frac{1}{2}\cos\omega\right) + \mathrm{j}\frac{1}{2}\sin\omega}$$

幅度响应

$$\left|H\left(\mathrm{e}^{\mathrm{j}\omega}\right)\right| = \left(\frac{5}{4} - \cos\omega\right)^{-1/2}$$

相频响应

$$\arg\left|H\left(\mathrm{e}^{\mathrm{j}\omega}\right)\right| = -\arctan\left(\frac{\frac{1}{2}\sin\omega}{1-\frac{1}{2}\cos\omega}\right)$$

Matlab 代码

系统的极点在单位圆内，因此系统稳定。结果如图 5.3 所示。

(a) 直接求频率响应

(b) 利用公式求频率响应

图 5.3　系统频率响应示意图

5.2　心电信号的 QRS 复波检测算法

5.2.1　心电信号介绍

心电信号(ECG)是评定心脏功能的一种重要信号，是对心脏疾病进行诊断和分类的重要依据。心电信号参数指标的自动识别和分析具有非常重要的意义，可以及时发现患者的心脏问题，保障患者的生命安全。QRS 复波是心电信号中重要的波形，其中心电的 R-R 间期是很多心脏参数的重要指示指标，通过 R-R 间期可以有效识别早搏、心动过速、心搏徐缓、心律不齐、心房扑动和心室纤维颤动等心脏问题。例如，猝死是指意外突然发生的死亡，而动态心电图记录显示，心室颤动是心脏性猝死的主要表现形式，而室性心动过速总是其先导；其次为慢性心律失常或心室静止。寻求一种简单、快速的检测和诊断心律失常信号的方法是有一定现实意义的。依据美国心脏协会确定的标准，心电正常信号的幅值为 $10\mu V \sim 4mV$，典型值大约为 1mV，大约 90% 的 ECG 频谱主要集中在 $0.2 \sim 30Hz$。图 5.4 给出了心电信号各个波形的示意图，在图中明确给出了 QRS 等相关波形的定义。

图 5.4　心电信号波形示意图

5.2.2　技术原理与步骤

本实验采用的 QRS 复波检测算法首先由 Pan 和 Tompkins 于 1984 年在 *IEEE Transactions on Biomedical Engineering* 上发表，后来 Hamilton 和 Tompkins 对此作出了进一步的描述，开发了相关分析软件。该算法通过分析斜率、幅度和宽度识别 QRS 复波，QRS 检测器实现步骤如图 5.5 所示。

图 5.5　QRS 检测器的滤波步骤

原始的 ECG 信号的采样频率是 360Hz。ECG 信号处理过程主要包括三个线性相位数字滤波器。第一个为整数型带通滤波器，主要由级联的低通滤波器和高通滤波器构成，它的作用主要是噪声的滤除。第二个是微分滤波器。经过幅度平方以后，第三个滤波器是滑动平均滤波器。最后通过自适应阈值的选择，识别出 QRS 复波。

5.2.3　低通滤波器设计

QRS 主要能量的通频带为 5～15Hz，低通滤波器和高通滤波器级联在一起，以形成带通滤波器。二阶低通滤波器的传递函数为

$$H(z) = \frac{1}{36} \cdot \frac{\left(1-z^{-6}\right)^2}{\left(1-z^{-1}\right)^2} = \frac{1}{36} \cdot \frac{1-2z^{-6}+z^{-12}}{1-2z^{-1}+z^{-2}} \tag{5.2.1}$$

设 $f_s = 200$Hz 为采样周期，此滤波器的差分方程为

$$y(n) = 2y(n-1) - y(n-2) + \frac{1}{36} \cdot \left[x(n) - 2x(n-6) + x(n-12) \right] \tag{5.2.2}$$

Matlab 代码

低通滤波器频率响应曲线如图 5.6 所示。

图 5.6　低通滤波器频率响应曲线（截止频率约为 11Hz，增益为 36dB）

5.2.4　高通滤波器设计

高通滤波器的实现是由一个带延迟的全通滤波器减去一个一阶低通滤波器构成的。低通滤波器是一个整数型滤波器，其传递函数为

$$H_{lp}(z) = \frac{Y(z)}{X(z)} = \frac{1-z^{-32}}{1-z^{-1}} \tag{5.2.3}$$

其差分方程为

$$y(n) = y(n-1) + x(n) - x(n-32) \tag{5.2.4}$$

从原始信号中减去除以直流增益的低通滤波器的输出，得到的高通滤波器传递函数为

Matlab 代码

$$H_{hp}(z) = \frac{Y(z)}{X(z)} = z^{-16} - \frac{H_{lp}(z)}{32} \tag{5.2.5}$$

$$H_{hp}(z) = \frac{-1 + 32z^{-16} - 32z^{-17} + z^{-32}}{32 - 32z^{-1}} \tag{5.2.6}$$

其差分方程为

$$y(n) = y(n-1) + \frac{1}{32} \cdot [-x(n) + 32x(n-16) - 32x(n-17) + x(n-32)] \tag{5.2.7}$$

高通滤波器频率响应曲线如图 5.7 所示。

图 5.7 高通滤波器频率响应曲线(截止频率约为 5Hz，增益为 32dB)

由低通滤波器和高通滤波器组成的带通滤波器框图如图 5.8 所示。

图 5.8 带通滤波器框图

带通滤波器系统函数为

$$H_{bp}(z) = H_{lp}(z) \cdot H_{hp}(z) \tag{5.2.8}$$

系统时域卷积表达式为

$$h_{bp}(n) = h_{lp}(n) * h_{hp}(n) \tag{5.2.9}$$

带通滤波器频率响应曲线如图 5.9 所示。

Matlab 代码

图 5.9 带通滤波器频率响应曲线

5.2.5　微分滤波器设计

信号滤波后，经过微分可得到 QRS 复波的斜率信号。五点微分的传递函数为

$$H(z) = 0.1 \cdot \left(2 + z^{-1} - z^{-3} - 2z^{-4}\right) \tag{5.2.10}$$

微分滤波器频率响应曲线如图 5.10 所示。

图 5.10　微分滤波器频率响应曲线

5.2.6　平方函数

在微分滤波以后，信号序列逐点平方，该运算是非线性操作，方程为

$$y(nT) = \left[x(nT)\right]^2 \tag{5.2.11}$$

该运算使信号数据点为正值，并且非线性地放大了微分处理器的输出，突出了信号中的高频分量(主要是 QRS 复波频率)。

5.2.7　滑动平均滤波器

对于 $f_s = 200\text{Hz}$ 滑动窗口长度 $N = 7$，传递函数为

$$H(z) = \frac{1}{7}\left(1 + z^{-1} + z^{-2} + z^{-3} + z^{-4} + z^{-5} + z^{-6}\right) \tag{5.2.12}$$

对于采样频率 $f_s > 200\text{Hz}$，则对应的滑动窗口长度为 $N = \text{Int}\left(7 \times \dfrac{f_s}{256}\right)$。滑动平均滤波器频率响应曲线如图 5.11 所示。

图 5.11　滑动平均滤波器频率响应曲线

为了克服高频噪声，再对结果采用 10 点的中值滤波器进行处理。中值滤波基本原理是：序列中一点的值用该点的一个区域中所有点值的中间值代替。

设有一个序列的区域为 $\{x_1(n),x_2(n),x_3(n),\cdots,x_N(n)\}$，将该区域序列进行排序，获得序列为 $\{x_{i1}(n)\leqslant x_{i2}(n)\leqslant x_{i3}(n)\leqslant\cdots\leqslant x_{iN}(n)\}$，则

$$y(n)=\mathrm{med}\{x_1(n),x_2(n),x_3(n),\cdots,x_N(n)\}$$

$$=\begin{cases}x_{i\frac{N+1}{2}}(n), & N\text{为奇数}\\\dfrac{1}{2}\left[x_{i\frac{N}{2}}(n)+x_{i(\frac{N}{2}+1)}(n)\right], & N\text{为偶数}\end{cases}\tag{5.2.13}$$

5.2.8　设置阈值与周期识别

对于 BIT 数据库，可以设置阈值为 0.2，对于 5.2.7 节中的处理结果，大于该阈值的就判断为 QRS 群波。数据来自网络 http://www.physionet.org/physiobank/database/mitdb。

RR 周期识别的算法很多，5.3 节给出了 RR 周期识别的一种算法实例。

5.3　QRS 复波检测实例

图 5.12 为 ECG 原始信号和去除基线漂移后的信号，经过一系列处理的信号如图 5.13～图 5.15 所示，最终识别的结果如图 5.16 所示。

图 5.12　ECG 原始信号和去除基线漂移后的信号

图 5.13　带通滤波后的 ECG 信号

图 5.14　微分和平方滤波后的 ECG 信号

图 5.15　滑动平均和均值滤波后的 ECG 信号

图 5.16　ECG 信号的 R-R 间隙识别结果

习　　题

5-1　编写 Matlab 代码，绘制下列序列的频谱特性：

$$X(z) = \frac{3z^2 + 0.1z + 0.87}{(z+0.6)(z-0.3)^2}$$

5-2　已知系统函数 $H(z) = z(z^2 + 1)$，收敛域为 $|z| > 1$。

(1) 该系统是否是因果的？为什么？

(2) 该系统是否是稳定的？为什么？

(3) 求单位取样响应 $h(n)$。

(4) 求实现该系统的差分方程。

(5) 该系统是否是线性的？为什么？

(6) 该系统是否是时不变的？为什么？

5-3　编写 Matlab 代码，实现 QRS 复波检测。

第6章 离散傅里叶变换

6.1 傅里叶变换的四种表示形式

傅里叶变换描述了以时间为自变量的序列与以频率为自变量的频谱之间的一种变换关系。根据自变量时间和频率取连续值或离散值的不同，就形成了不同形式的傅里叶变换对。

6.1.1 非周期的连续时间、连续频率——傅里叶变换

非周期连续时间信号 $x(t)$ 和它的频谱函数 $X(j\Omega)$ 构成的傅里叶变换对为

正变换
$$X(j\Omega) = \int_{-\infty}^{+\infty} x(t)e^{-j\Omega t}dt \tag{6.1.1}$$

反变换
$$x(t) = \frac{1}{2\pi}\int_{-\infty}^{+\infty} X(j\Omega)e^{j\Omega t}d\Omega \tag{6.1.2}$$

以连续时间矩形脉冲为例，时域和幅频特性曲线如图 6.1 所示。

(a) 非周期连续时间函数　　　　　　　(b) 非周期连续频谱

图 6.1　非周期的连续时间、连续频率——傅里叶变换

6.1.2 周期的连续时间、离散频率——傅里叶级数

周期为 T_0 的连续时间信号 $x(t)$ 的傅里叶级数展开的系数为 $X(jk\Omega_0)$，构成的傅里叶变换对如下：

正变换
$$X(jk\Omega_0) = \frac{1}{T_0}\int_{-T_0/2}^{T_0/2} x(t)e^{-jk\Omega_0 t}dt \tag{6.1.3}$$

反变换
$$x(t) = \sum_{k=-\infty}^{+\infty} X(jk\Omega_0)e^{jk\Omega_0 t} \tag{6.1.4}$$

$X(jk\Omega_0)$ 是以角频率 Ω_0 为间隔的离散函数，形成频域的离散频谱，Ω_0 与时间信号的周期之间的关系为 $\Omega_0 = 2\pi F_0 = \dfrac{2\pi}{T_0}$。

傅里叶级数将连续时间周期函数分解为无穷多个角频率为 Ω_0 整数倍的谐波，k 为各次谐波序号。其时域和幅频特性曲线如图 6.2 所示。

(a) 周期连续时间函数　　　　　　　(b) 非周期离散频谱函数

图 6.2　周期的连续时间、离散频率——傅里叶级数

6.1.3　非周期的离散时间、连续频率——序列的傅里叶变换

非周期离散时间信号的傅里叶变换就是序列的傅里叶变换，其变换对为

正变换

$$X\left(e^{j\omega}\right)=\sum_{n=-\infty}^{+\infty}x\left(n\right)e^{-j\omega n}\tag{6.1.5}$$

反变换

$$x\left(n\right)=\frac{1}{2\pi}\int_{-\pi}^{\pi}X(e^{j\omega})e^{j\omega n}d\omega\tag{6.1.6}$$

式中，ω 是数字频率。

如果序列 $x(n)$ 是模拟信号 $x(t)$ 经过抽样得到的，抽样时间间隔为 T_s，抽样频率为 f_s，抽样角频率为 $\Omega_s=2\pi/T_s$，由于数字频率 ω 与模拟角频率 Ω 之间的关系为 $\omega=\Omega T$，因此抽样数字频率 $\omega_s=\Omega_s T_s$，则上面的变换对也可写成：

正变换

$$X(e^{j\Omega T})=\sum_{n=-\infty}^{+\infty}x(nT)e^{-jn\Omega T}\tag{6.1.7}$$

反变换

$$x(nT)=\frac{1}{\Omega_s}\int_{-\Omega_s/2}^{\Omega_s/2}X(e^{j\Omega T})e^{jn\Omega T}d\Omega\tag{6.1.8}$$

仍以连续时间矩形脉冲为例：结果表明，时域的离散造成频域的周期延拓，而时域的非周期性对应于频域的连续性。其离散时间序列和幅频特性曲线如图 6.3 所示。

(a) 离散时间序列　　　　　　　　(b) 序列的频谱

图 6.3　非周期的离散时间、连续频率——序列的傅里叶变换

6.1.4 离散时间、离散频率——离散傅里叶变换

假如序列 $x(n)$ 是模拟信号 $x(t)$ 经过抽样得到的，抽样时间间隔为 T_s，则频率函数的周期为 $\Omega_s = 2\pi / T_s$；如果频率函数也是离散的，其抽样间隔为 Ω_0，则与时间函数的周期 T_0 关系为 $\Omega_0 = 2\pi / T_0$。当时间函数序列一个周期内的抽样点数为 N 时，有

$$N = \frac{T_0}{T_s} = \frac{\Omega_s}{\Omega_0} \tag{6.1.9}$$

式 (6.1.9) 表明在频域中频谱函数的一个周期内的抽样点数也为 N，即离散傅里叶变换的时间序列和频率序列的周期都是 N，可以得到表示一个周期内的常用的离散傅里叶变换对如下：

正变换
$$X(k) = \sum_{n=0}^{N-1} x(n) \mathrm{e}^{-\mathrm{j}\frac{2\pi}{N}nk} \tag{6.1.10}$$

反变换
$$x(n) = \frac{1}{N} \sum_{k=0}^{N-1} X(k) \mathrm{e}^{\mathrm{j}\frac{2\pi}{N}nk} \tag{6.1.11}$$

其离散时间序列和幅频特性曲线如图 6.4 所示。表 6.1 归纳总结了四种形式的傅里叶变换。

表 6.1　四种傅里叶变换形式归纳表

	时间函数	频率函数
傅里叶变换	连续和非周期	非周期和连续
傅里叶级数	连续和周期(T_0)	非周期和离散($\Omega_0 = 2\pi / T_0$)
序列的傅里叶变换	离散(T)和非周期	周期($\Omega_s = 2\pi / T$)和连续
离散傅里叶变换	离散(T)和周期(T_0)	周期($\Omega_s = 2\pi / T$)和离散($\Omega_0 = 2\pi / T_0$)

(a) 周期离散时间序列

(b) 周期离散时间序列的频谱

图 6.4　离散时间、离散频率——离散傅里叶变换

6.2 周期序列的离散傅里叶级数

6.2.1 周期序列

一个周期为 N 的周期序列 $\tilde{x}(n)$，对于所有 n 满足：$\tilde{x}(n) = \tilde{x}(n+kN)$，$k$ 为整数，N 为正整数。定义 $n = 0$ 到 $N-1$ 为周期序列 $\tilde{x}(n)$ 的主值区间，而主值区间内的 N 个样本值组成的有限长序列称为 $\tilde{x}(n)$ 的主值序列。

对于一个长度为 N 的有限长序列 $x(n)$，如将其以 N 为周期进行周期性延拓，则可得

$$\tilde{x}(n) = \sum_{r=-\infty}^{+\infty} x(n+rN) = x\big((n)\big)_N = x\big(n[\bmod N]\big) \qquad (6.2.1)$$

由于周期序列不是绝对可和的，无论 z 取任何值，其 Z 变换都是不收敛的，即

$$\sum_{n=-\infty}^{+\infty} |\tilde{x}(n)||z^{-n}| \to \infty \qquad (6.2.2)$$

因此周期序列不能用 Z 变换法或傅里叶变换进行讨论。

周期延拓时，如果延拓的周期 N 与有限长序列的长度不同，序列可能会发生一定的变化，有可能产生混叠。信号周期延拓实例如下。

设一个长度为 M 的有限长序列 $x(n)$，表述如下：

$$x(n) = \begin{cases} x(n), & 0 \leqslant n \leqslant M-1 \\ 0, & n \text{为其他值} \end{cases} \qquad (6.2.3)$$

以 N 为周期进行延拓，得到周期序列表述：

$$\tilde{x}_N(n) = \sum_{r=-\infty}^{+\infty} x(n+rN) = x\big((n)\big)_N \qquad (6.2.4)$$

再取主值区间的序列为

$$x_N(n) = \tilde{x}_N(n) \cdot R_N(n) \qquad (6.2.5)$$

序列 $x_N(n)$ 与 $x(n)$ 之间有下列关系：

(1) 若 $N \geqslant M$，则 $x_N(n) = x(n)$，如图 6.5 所示。

(2) 若 $N < M < 2N$，则 $x_N(n) \begin{cases} \neq x(n), & 0 \leqslant n \leqslant M-N-1 \\ = x(n), & M-N \leqslant n \leqslant N-1 \end{cases}$，如图 6.6 所示。

图 6.5 有限长序列示意图

图 6.6 混叠时序列周期延拓示意图

6.2.2 离散傅里叶级数

令 $W_N = \mathrm{e}^{-\mathrm{j}\frac{2\pi}{N}}$，则离散傅里叶级数变换对可写成：

正变换

$$\tilde{X}(k) = \mathrm{DFS}\left[\tilde{x}(n)\right] = \sum_{n=0}^{N-1} \tilde{x}(n)\mathrm{e}^{-\mathrm{j}\frac{2\pi}{N}nk} = \sum_{n=0}^{N-1} \tilde{x}(n)W_N^{nk} \tag{6.2.6}$$

反变换

$$\tilde{x}(n) = \mathrm{IDFS}\left[\tilde{X}(k)\right] = \frac{1}{N}\sum_{k=0}^{N-1} \tilde{X}(k)\mathrm{e}^{\mathrm{j}\frac{2\pi}{N}nk} = \frac{1}{N}\sum_{n=0}^{N-1} \tilde{X}(k)W_N^{-nk} \tag{6.2.7}$$

离散傅里叶级数表明 $\tilde{X}(k)$ 是以 N 为周期的周期序列，其基波成分为 $\mathrm{e}^{\mathrm{j}\frac{2\pi}{N}n}$，$k$ 次谐波成分为 $\mathrm{e}^{\mathrm{j}\frac{2\pi}{N}nk}$，$\tilde{X}(k)$ 为 DFS 的 k 次谐波分量的复系数。由于 $\tilde{X}(k)$ 的周期性，当已知 $0 \to N-1$ 次谐波成分后，根据周期性就可以确定其余的谐波分量。因此，无论时域还是频域中都只有 N 个序列值是独立的。

傅里叶级数算子定义为

$$W_N^{kn} = \mathrm{e}^{-\mathrm{j}\frac{2\pi}{N}nk} \tag{6.2.8}$$

周期性

$$W_N^{kn} = W_N^{(k+N)n} = W_N^{k(n+N)} \tag{6.2.9}$$

对称性

$$W_N^{-kn} = \left(W_N^{kn}\right)^* = W_N^{(N-k)n} = W_N^{k(N-n)} \tag{6.2.10}$$

正交性

$$\sum_{k=0}^{N-1} W_N^{kn} = \begin{cases} N, & n = rN, r \text{为整数} \\ 0, & \text{其他} n \end{cases} \tag{6.2.11}$$

当 $N = rM$ 时，$W_N^r = W_{N/r}^1 = W_M^1$；另外，$W_N^0 = 1$，$W_N^{N/2} = -1$，$W_N^{N/4} = -\mathrm{j}$。

【例题 6.1】 已知序列 $x(n) = R_4(n)$，将 $x(n)$ 以 $N = 8$ 为周期进行周期延拓成 $\tilde{x}(n)$，求 $\tilde{x}(n)$ 的 DFS，并绘制出相应的结果。

【解】 解法 1：数值解

$$\tilde{X}(k) = \sum_{n=0}^{N-1} \tilde{x}(n)W_N^{nk} = \sum_{n=0}^{7} \tilde{x}(n)W_8^{nk} = \sum_{n=0}^{3} W_8^{nk}$$

$$= 1 + \mathrm{e}^{-\mathrm{j}\frac{2\pi}{8}k} + \mathrm{e}^{-\mathrm{j}\frac{2\pi}{8}2k} + \mathrm{e}^{-\mathrm{j}\frac{2\pi}{8}3k}$$

(a) 周期延拓后的序列

(b) 傅里叶级数

图 6.7　周期延拓序列及傅里叶级数

$$\tilde{X}(0)=4, \qquad \tilde{X}(1)=1-j\left(\sqrt{2}+1\right), \qquad \tilde{X}(2)=0, \qquad \tilde{X}(3)=1-j\left(\sqrt{2}-1\right)$$

$$\tilde{X}(4)=0, \qquad \tilde{X}(5)=1+j\left(\sqrt{2}-1\right), \qquad \tilde{X}(6)=0, \qquad \tilde{X}(7)=1+j\left(\sqrt{2}+1\right)$$

结果如图 6.7 所示。

6.2.3 周期卷积特性

两个周期都为 N 的周期序列 $\tilde{x}_1(n)$ 和 $\tilde{x}_2(n)$，它们卷积的结果也是周期为 N 的周期序列，即

$$\tilde{y}(n)=\sum_{m=0}^{N-1}\tilde{x}_1(m)\tilde{x}_2(n-m) \tag{6.2.12}$$

式中，m 的取值由 $0\sim(N-1)$，因此称为周期卷积。

周期序列 $\tilde{x}_1(n)$ 和 $\tilde{x}_2(n)$ 的周期为 $N=6$，其周期卷积示意图如图 6.8 所示。

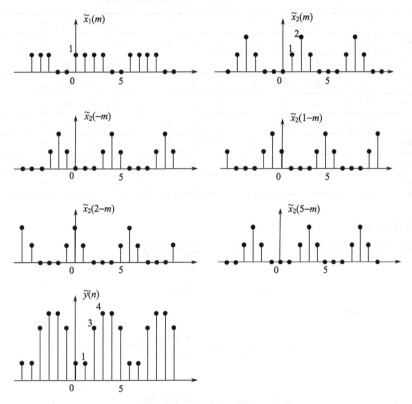

图 6.8 两个周期序列（$N=6$）的周期卷积过程

1. 时域卷积特性

周期卷积与 DFS 的关系如下。

设

$$\tilde{X}_1(k)=\mathrm{DFS}\left[\tilde{x}_1(n)\right] \tag{6.2.13}$$

$$\tilde{X}_2(k)=\mathrm{DFS}\left[\tilde{x}_2(n)\right] \tag{6.2.14}$$

$$\tilde{Y}(k) = \text{DFS}\big[\tilde{y}(n)\big] \tag{6.2.15}$$

若

证明

$$\tilde{y}(n) = \sum_{m=0}^{N-1} \tilde{x}_1(m)\tilde{x}_2(n-m) \tag{6.2.16}$$

则有

$$\tilde{Y}(k) = \tilde{X}_1(k) \cdot \tilde{X}_2(k) \tag{6.2.17}$$

求解示意图及
Matlab 代码

【例题 6.2】 已知序列 $x_1(n) = R_4(n)$，$x_2(n) = (n+1)R_5(n)$ 分别将序列以 6 为周期延拓成周期序列 $\tilde{x}_1(n)$ 和 $\tilde{x}_2(n)$，编写 Matlab 代码求这两个周期序列的周期卷积和。

【解】 表 6.2 给出了利用表格法求圆周卷积的情况。

表 6.2 表格法圆周卷积表

n/m	$\cdots$	-4	-3	-2	-1	0	1	2	3	4	5	6	7	$\cdots$	
$\tilde{x}_1(n/m)$	$\cdots$	1	1	0	0	1	1	1	1	0	0	1	1	$\cdots$	
$\tilde{x}_2(n/m)$	$\cdots$	3	4	5	0	1	2	3	4	5	0	1	2	$\cdots$	$\tilde{y}(n)$
$\tilde{x}_2(-m)$	$\cdots$	5	4	3	2	1	0	5	4	3	2	1	0	$\cdots$	10
$\tilde{x}_2(1-m)$	$\cdots$	0	5	4	3	2	1	0	5	4	3	2	1	$\cdots$	8
$\tilde{x}_2(2-m)$	$\cdots$	1	0	5	4	3	2	1	0	5	4	3	2	$\cdots$	6
$\tilde{x}_2(3-m)$	$\cdots$	2	1	0	5	4	3	2	1	0	5	4	3	$\cdots$	10
$\tilde{x}_2(4-m)$	$\cdots$	3	2	1	0	5	4	3	2	1	0	5	4	$\cdots$	14
$\tilde{x}_2(5-m)$	$\cdots$	4	3	2	1	0	5	4	3	2	1	0	5	$\cdots$	12

2. 频域卷积特性

对于时域周期序列的乘积，同样对应于频域的周期卷积。

若

$$\tilde{y}(n) = \tilde{x}_1(n) \cdot \tilde{x}_2(n) \tag{6.2.18}$$

证明

则

$$\tilde{Y}(k) = \text{DFS}\big[\tilde{y}(n)\big] = \frac{1}{N}\sum_{l=0}^{N-1} \tilde{X}_1(l)\tilde{X}_2(k-l) \tag{6.2.19}$$

6.3 离散傅里叶变换

由于长度为 N 的有限长序列可以看作周期是 N 的周期序列的一个周期，因此利用 DFS 计算周期序列的一个周期，就可以得到有限长序列的离散傅里叶变换。

设 $x(n)$ 是长度为 N 的有限长序列，可以把它看作以 N 为周期的周期序列 $\tilde{x}(n)$ 的一个主周期，而将 $\tilde{x}(n)$ 看作 $x(n)$ 以 N 为周期进行周期延拓得到，即

$$x(n) = \begin{cases} \tilde{x}(n), & 0 \leqslant n \leqslant N-1 \\ 0, & \text{其他} \end{cases} = \tilde{x}(n) \cdot R_N(n) \tag{6.3.1}$$

同理

$$\tilde{X}(k) = X((k))_N \tag{6.3.2}$$

$$X(k) = \tilde{X}(k) \cdot R_N(k) \tag{6.3.3}$$

离散傅里叶变换的正变换定义为

$$X(k) = \tilde{X}(k) \cdot R_N(k) = \left\{ \text{DFS}\left[\tilde{x}(n) \right] \right\} \cdot R_N(k)$$

$$= \left[\sum_{n=0}^{N-1} x((n))_N W_N^{nk} \right] \cdot R_N(k) = \sum_{n=0}^{N-1} x(n) W_N^{nk}, \quad 0 \leqslant k \leqslant N-1 \tag{6.3.4}$$

反变换定义为

$$x(n) = \tilde{x}(n) \cdot R_N(n) = \left\{ \text{IDFS}\left[\tilde{X}(k) \right] \right\} \cdot R_N(n)$$

$$= \left[\frac{1}{N} \sum_{k=0}^{N-1} X((k))_N W_N^{-nk} \right] \cdot R_N(n) = \frac{1}{N} \sum_{k=0}^{N-1} X(k) W_N^{-nk}, \quad 0 \leqslant n \leqslant N-1 \tag{6.3.5}$$

注意：长度为 N 的有限长序列可通过补零增长成为长度为 N_1 的有限长序列

$$x(n) = \begin{cases} x(n), & 0 \leqslant n \leqslant N-1 \\ 0, & \text{其他} \end{cases} \tag{6.3.6}$$

$$x_1(n) = \begin{cases} x(n), & 0 \leqslant n \leqslant N-1 \\ 0, & N \leqslant n \leqslant N_1-1 \\ 0, & \text{其他} \end{cases} \tag{6.3.7}$$

图 6.9 不同长度 $L = 4,8,16$ 的傅里叶频谱图

$$X_1(k) = \text{DFT}\left[x_1(n)\right] = \sum_{n=0}^{N_1-1} x_1(n) W_{N_1}^{kn} = \sum_{n=0}^{N-1} x(n) W_{N_1}^{kn} \tag{6.3.8}$$

【例题 6.3】 已知序列 $x(n) = \{1,2,3,4\}$，求序列的 4 点，8 点，16 点 DFT，并分析序列补零以后频谱的改变情况。

Matlab 代码

【解】 结果如图 6.9 所示。

序列增加点数，频谱没有发生改变。但是频谱的分辨率提高了。当点数变为无穷时，即成为模拟信号的傅里叶变换。

6.4 离散傅里叶变换的性质

假定 $x_1(n)$ 和 $x_2(n)$ 都是 N 点的有限长序列，有

$$X_1(k) = \text{DFT}\left[x_1(n)\right] \tag{6.4.1}$$

$$X_2(k) = \text{DFT}\left[x_2(n)\right] \tag{6.4.2}$$

6.4.1 线性

若两个有限长序列 $x_1(n)$ 和 $x_2(n)$ 的线性组合为

$$x_3(n) = ax_1(n) + bx_2(n) \tag{6.4.3}$$

则有

$$\text{DFT}\left[ax_1(n) + bx_2(n)\right] = aX_1(k) + bX_2(k) \tag{6.4.4}$$

式中，a,b 为任意常数。

说明：(1)若 $x_1(n)$ 和 $x_2(n)$ 的长度均为 N，则 $x_3(n)$ 的长度为 N。

(2)若 $x_1(n)$ 和 $x_2(n)$ 的长度不等，$x_1(n)$ 的长度为 N_1，$x_2(n)$ 的长度为 N_2，则 $x_3(n)$ 的长度为 $N = \max[N_1, N_2]$，离散傅里叶变换的长度必须按 N 来计算。

6.4.2 序列的圆周移位

有限长序列 $x(n)$ 的圆周移位是以它的长度 N 为周期，将其延拓成周期序列 $\tilde{x}(n)$，并将周期序列进行移位，然后取主值区间（$n = 0$ 到 $N-1$）上的序列值。因而一个有限长序列的右圆周移位定义为

$$x\left((n-m)\right)_N R_N(n) = \tilde{x}(n-m) R_N(n) \tag{6.4.5}$$

(1)时域移位定理。

$$\text{DFT}\left[x(n-m)\right] = \text{DFT}\left[x\left((n-m)\right)_N R_N(n)\right] = W_N^{mk} X(k) \tag{6.4.6}$$

【证明】 由周期序列的时域移位性质

$$\text{DFS}\left[\tilde{x}(n-m)\right] = W_N^{mk} \tilde{X}(k) \tag{6.4.7}$$

由于有限长序列的 DFT 就是周期序列 DFS 在频域中的主值序列，有

$$\text{DFT}\left[x(n-m)\right] = \text{DFS}\left[\tilde{x}(n-m)\right] R_N(k) = W_N^{mk} \tilde{X}(k) \tag{6.4.8}$$

(2) 频域移位定理。

若

$$X(k) = \text{DFT}\big[x(n)\big] \tag{6.4.9}$$

则

$$\text{IDFT}\Big[X\big((k-l)\big)_N R_N(n)\Big] = W_N^{-nl} x(n) \tag{6.4.10}$$

上式称为频率移位定理，也称为调制定理，此定理说明时域序列的调制等效于频域的圆周移位。示意图如图 6.10 所示。

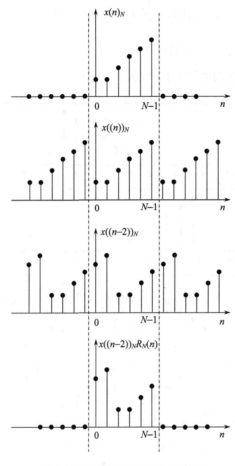

图 6.10　序列的圆周移位示意图

6.4.3　共轭对称性

由于 DFT 运算量很大，在实际应用中应尽可能减少傅里叶变换的次数。采用序列的共轭对称性，可以有效减少运算量。序列的傅里叶变换的对称性质中提到，任意序列可表示成 $x_e(n)$ 和 $x_o(n)$ 之和：

$$x(n) = x_e(n) + x_o(n) \tag{6.4.11}$$

其中，$x_e(n)$ 为共轭偶对称序列，$x_o(n)$ 为共轭奇对称序列，定义为

$$x_e(n) = x_e^*(-n) = \frac{1}{2}\left[x(n) + x^*(-n)\right] \tag{6.4.12}$$

$$x_o(n) = -x_o^*(-n) = \frac{1}{2}\left[x(n) - x^*(-n)\right] \tag{6.4.13}$$

对于周期序列 $\tilde{x}(n)$ 的圆周共轭偶对称序列和圆周共轭奇对称序列如下：

$$\tilde{x}_e(n) = \frac{1}{2}\left[\tilde{x}(n) + \tilde{x}^*(-n)\right] \tag{6.4.14}$$

$$\tilde{x}_o(n) = \frac{1}{2}\left[\tilde{x}(n) - \tilde{x}^*(-n)\right] \tag{6.4.15}$$

其中，$\tilde{x}(n) = x((n))_N$，$\tilde{x}^*(-n) = x^*((N-n))_N$。

圆周共轭对称序列示意图如图 6.11 所示。

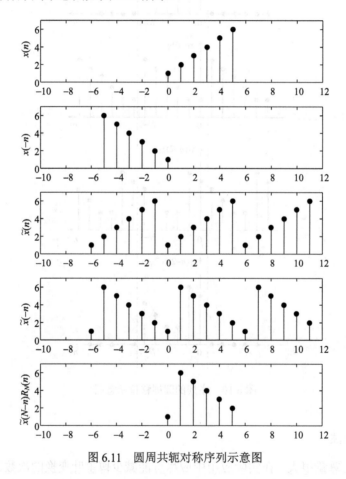

图 6.11　圆周共轭对称序列示意图

同样可以证明

$$\tilde{x}_e(n) = \tilde{x}_e^*(-n)，\quad \tilde{x}_o(n) = -\tilde{x}_o^*(-n)$$

则有限长序列的圆周共轭对称分量和圆周共轭反对称分量定义为

$$x_{\mathrm{ep}}(n) = \tilde{x}_{\mathrm{e}}(n) \cdot R_N(n) = \frac{1}{2}\Big[x((n))_N + x^*((N-n))_N\Big] \cdot R_N(n) \tag{6.4.16}$$

$$x_{\mathrm{op}}(n) = \tilde{x}_{\mathrm{o}}(n) \cdot R_N(n) = \frac{1}{2}\Big[x((n))_N - x^*((N-n))_N\Big] \cdot R_N(n) \tag{6.4.17}$$

证明

由于满足 $\tilde{x}(n) = \tilde{x}_{\mathrm{e}}(n) + \tilde{x}_{\mathrm{o}}(n)$，有

$$x(n) = \tilde{x}(n) \cdot R_N(n) = \Big[\tilde{x}_{\mathrm{e}}(n) + \tilde{x}_{\mathrm{o}}(n)\Big] \cdot R_N(n) = x_{\mathrm{ep}}(n) + x_{\mathrm{op}}(n) \tag{6.4.18}$$

【例题 6.4】 设 $x_1(n)$ 和 $x_2(n)$ 都是实数序列，用一次 DFT 运算，试求 $X_1(k)$ 和 $X_2(k)$。

【解】 先利用这两个实数序列构成复序列，有

$$y(n) = x_1(n) + \mathrm{j}x_2(n)$$

$$\mathrm{DFT}\big[y(n)\big] = Y(k) = \mathrm{DFT}\big[x_1(n)\big] + \mathrm{j}\mathrm{DFT}\big[x_2(n)\big] = X_1(k) + \mathrm{j}X_2(k)$$

又

$$x_1(n) = \mathrm{Re}\big[y(n)\big]$$

故

$$X_1(k) = \mathrm{DFT}\big\{\mathrm{Re}\big[y(n)\big]\big\} = Y_{\mathrm{ep}}(k) = \frac{1}{2}\Big[Y(k) + Y^*(N-k)\Big]$$

同样

$$x_2(n) = \mathrm{Im}\big[y(n)\big]$$

故

$$X_2(k) = \frac{1}{\mathrm{j}}Y_{\mathrm{op}}(k) = \frac{1}{2\mathrm{j}}\Big[Y(k) - Y^*(N-k)\Big]$$

因此可以用一次 DFT 计算出 $Y(k)$，然后用上面的公式计算出 $X_1(k)$ 和 $X_2(k)$。

6.4.4 圆周卷积

1. 时域圆周卷积

设 $x_1(n)$ 和 $x_2(n)$ 都是 N 点的有限长序列，有

$$X_1(k) = \mathrm{DFT}\big[x_1(n)\big] \tag{6.4.19}$$

$$X_2(k) = \mathrm{DFT}\big[x_2(n)\big] \tag{6.4.20}$$

若

$$Y(k) = X_1(k) \cdot X_2(k) \tag{6.4.21}$$

则

$$y(n) = \mathrm{IDFT}\big[Y(k)\big] = \left[\sum_{m=0}^{N-1} x_1(m)x_2\big((n-m)\big)_N\right]R_N(n)$$

$$= \left[\sum_{m=0}^{N-1} x_2(m)x_1\big((n-m)\big)_N\right]R_N(n) \tag{6.4.22}$$

此卷积过程与周期卷积和的过程是一致的，只不过这里要取结果的主值序列。公式中的 $x_2\big((n-m)\big)_N$ 只在 $0 \leqslant n-m \leqslant N-1$ 范围内取值，因而是圆周移位，因此这个卷积和称为圆周卷积和。

2. 频域圆周卷积

利用时域与频域的对称性，得到频域圆周卷积定理。

若

$$y(n) = x_1(n) \cdot x_2(n) \tag{6.4.23}$$

则

$$
\begin{aligned}
Y(k) = \mathrm{DFT}\big[y(n)\big] &= \frac{1}{N}\left[\sum_{l=0}^{N-1} X_1(l) X_2\big((k-l)\big)_N\right] R_N(k) \\
&= \frac{1}{N}\left[\sum_{l=0}^{N-1} X_2(l) X_1\big((k-l)\big)_N\right] R_N(k)
\end{aligned}
\tag{6.4.24}
$$

3. 圆周相关定理

若

$$R_{xy}(k) = X(k) \cdot Y^*(k) \tag{6.4.25}$$

则

$$
\begin{aligned}
r_{xy}(m) = \mathrm{IDFT}\big[R_{xy}(k)\big] &= \left[\sum_{n=0}^{N-1} x(n) y^*\big((n-m)\big)_N\right] R_N(n) \\
&= \left[\sum_{n=0}^{N-1} y^*(n) x\big((n+m)\big)_N\right] R_N(n)
\end{aligned}
\tag{6.4.26}
$$

6.4.5 用圆周卷积求线性卷积

如果信号 $x(n)$ 和单位抽样响应 $h(n)$ 都是有限长序列，那么是否能用圆周卷积的运算来代替线性卷积运算呢？下面就这个问题加以讨论：设 $x_1(n)$ 是 N_1 点的有限长序列，$x_2(n)$ 是 N_2 点的有限长序列。

（1）$x_1(n)$ 和 $x_2(n)$ 的线性卷积：

$$y_l(n) = \sum_{m=-\infty}^{+\infty} x_1(m) x_2(n-m) = \sum_{m=0}^{N-1} x_1(m) x_2(n-m) \tag{6.4.27}$$

$x_1(m)$ 的非零区间为 $0 \leqslant m \leqslant N_1 - 1$，$x_2(n-m)$ 的非零区间为 $0 \leqslant n-m \leqslant N_2 - 1$，将两个不等式相加，得到 $0 \leqslant n \leqslant N_1 + N_2 - 2$。

（2）$x_1(n)$ 和 $x_2(n)$ 的圆周卷积：假设 $x_1(n)$ 和 $x_2(n)$ 进行 L 圆周卷积，$L > \max(N_1, N_2)$，再讨论 L 等于何值时，圆周卷积才能代表线性卷积。将两个序列都补零为长度为 L 点的序列，即

$$
x_1(n) = \begin{cases} x_1(n), & 0 \leqslant n \leqslant N_1 - 1 \\ 0, & N_1 \leqslant n \leqslant L-1 \end{cases}
\tag{6.4.28}
$$

$$x_2(n) = \begin{cases} x_2(n), & 0 \leqslant n \leqslant N_2 - 1 \\ 0, & N_2 \leqslant n \leqslant L - 1 \end{cases} \tag{6.4.29}$$

则

$$y(n) = \left[\sum_{m=0}^{L-1} x_1(m) x_2((n-m))_L \right] R_L(n) \tag{6.4.30}$$

将任一序列(这里采用 $x_2(n)$)变成 L 点周期延拓序列，即

$$\tilde{x}_2(n) = x_2((n))_L = \sum_{r=-\infty}^{+\infty} x_2(n+rL) \tag{6.4.31}$$

$$y(n) = \left[\sum_{m=0}^{L-1} x_1(m) x_2((n-m))_L \right] R_L(n) = \left[\sum_{m=0}^{L-1} x_1(m) \sum_{r=-\infty}^{+\infty} x_2(n+rL-m) \right] R_L(n)$$

$$= \left[\sum_{r=-\infty}^{+\infty} \sum_{m=0}^{L-1} x_1(m) x_2(n+rL-m) \right] R_L(n) = \left[\sum_{r=-\infty}^{+\infty} y_l(n+rL) \right] R_L(n) \tag{6.4.32}$$

因此 L 点的圆周卷积 $y(n)$ 是线性卷积 $y_1(n)$ 以 L 为周期的周期延拓序列的主值序列。

结论：若 $L \geqslant N_1 + N_2 - 1$，则 L 点圆周卷积能代表线性卷积。

不同点数圆周卷积示意图如图 6.12 所示。

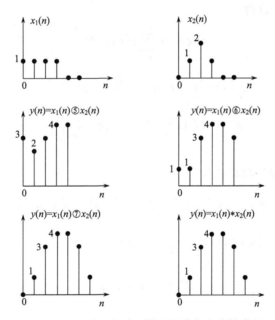

图 6.12 两个有限长序列的圆周卷积和线性卷积

6.4.6 线性卷积求解方法总结

时域直接求解法

$$y(n) = x(n) * h(n) = \sum_{m=-\infty}^{+\infty} x(m) h(n-m) \tag{6.4.33}$$

Z 变换法

$$X(z) = \mathrm{ZT}\big[x(n)\big], \quad H(z) = \mathrm{ZT}\big[h(n)\big]$$

$$y(n) = \mathrm{IZT}\big[Y(z)\big] = \mathrm{IZT}\big[X(z) \cdot H(z)\big]$$

DFT 法

6.5　频域采样

6.5.1　DFT 与 Z 变换

一个有限长序列 $x(n)$，满足收敛条件，所以有

$$X(z) = \sum_{n=0}^{N-1} x(n) z^{-n} \tag{6.5.1}$$

令 $z = \mathrm{e}^{\mathrm{j}\omega}$，式 (6.5.1) 得

$$X\big(\mathrm{e}^{\mathrm{j}\omega}\big) = \sum_{n=0}^{N-1} x(n) \mathrm{e}^{-\mathrm{j}\omega n} \tag{6.5.2}$$

$$X(k) = \sum_{n=0}^{N-1} x(n) W_N^{kn} = \sum_{n=0}^{N-1} x(n) \mathrm{e}^{-\mathrm{j}\frac{2\pi}{N}nk} \tag{6.5.3}$$

$$X(k) = X(z)\big|_{z=\mathrm{e}^{\mathrm{j}\frac{2\pi}{N}k}} = X\big(\mathrm{e}^{\mathrm{j}\omega}\big)\big|_{\omega=\frac{2\pi}{N}k} \tag{6.5.4}$$

6.5.2　抽样 Z 变换——频域抽样理论

时域抽样定理：在满足奈奎斯特定理条件下，时域抽样信号可以不失真地还原连续信号。

任意绝对可和的非周期序列 $x(n)$，其 Z 变换

$$X(z) = \sum_{n=0}^{N-1} x(n) z^{-n}$$

对 $X(z)$ 在单位圆上 N 点等间隔抽样，得周期序列：

$$\tilde{X}(k) = X(z)\big|_{z=W_N^{-k}} = \sum_{n=-\infty}^{\infty} x(n) W_N^{kn} \tag{6.5.5}$$

分析：$\tilde{X}(k)$ 和 $x(n)$ 如何才能一一对应。

令 $\tilde{x}_N(n)$ 为 $\tilde{X}(k)$ 的 IDFS：

$$\tilde{x}_N(n) = \text{IDFS}\left[\tilde{X}(k)\right] = \frac{1}{N}\sum_{k=0}^{N-1}\tilde{X}(k)W_N^{-kn} = \frac{1}{N}\sum_{k=0}^{N-1}\left[\sum_{m=-\infty}^{+\infty}x(m)W_N^{km}\right]W_N^{-kn}$$

$$= \sum_{m=-\infty}^{+\infty}x(m)\left[\frac{1}{N}\sum_{k=0}^{N-1}W_N^{(m-n)k}\right] = \sum_{r=-\infty}^{+\infty}x(n+rN) \tag{6.5.6}$$

$$\frac{1}{N}\sum_{k=0}^{N-1}W_N^{(m-n)k} = \begin{cases} 1, & m = n + rN \ (r\text{为任意整数}) \\ 0, & \text{其他}m \end{cases} \tag{6.5.7}$$

由频域抽样序列 $\tilde{X}(k)$ 还原得到的周期序列是原非周期序列 $x(n)$ 的周期延拓序列，其周期为频域抽样点数 N。所以时域抽样造成频域周期延拓。同样，频域抽样造成时域周期延拓。

$x(n)$ 为无限长序列——混叠失真；$x(n)$ 为有限长序列，长度为 M。$N \geqslant M$，不失真；$N < M$，混叠失真。

频率采样定理：若序列长度为 M，则只有当频域采样点数：$N \geqslant M$ 时，才有

$$\tilde{x}_N(n)R_N(n) = \text{IDFS}\left[\tilde{X}(k)\right]R_N(n) = x(n)$$

即可由频域采样 $X(k)$ 不失真地恢复原信号 $x(n)$，否则产生时域混叠现象。

6.5.3 内插公式

用频域采样 $X(k)$ 表示 $X(z)$ 的内插公式。

M 点有限长序列 $x(n)$，频域 N 点等间隔抽样，且 $N \geqslant M$。

$$X(z) = \sum_{n=0}^{M-1}x(n)z^{-n} = \sum_{n=0}^{N-1}x(n)z^{-n} = \sum_{n=0}^{N-1}\left[\frac{1}{N}\sum_{k=0}^{N-1}X(k)W_N^{-nk}\right]z^{-n} = \frac{1}{N}\sum_{k=0}^{N-1}X(k)\left[\sum_{n=0}^{N-1}W_N^{-nk}z^{-n}\right]$$

$$= \frac{1}{N}\sum_{k=0}^{N-1}X(k)\frac{1-W_N^{-Nk}z^{-N}}{1-W_N^{-k}z^{-1}} = \frac{1-z^{-N}}{N}\sum_{k=0}^{N-1}\frac{X(k)}{1-W_N^{-k}z^{-1}} \tag{6.5.8}$$

内插公式：

$$X(z) = \frac{1-z^{-N}}{N}\sum_{k=0}^{N-1}\frac{X(k)}{1-W_N^{-k}z^{-1}} \tag{6.5.9}$$

内插函数：

$$\Phi_k(z) = \frac{1}{N}\cdot\frac{1-z^{-N}}{1-W_N^{-k}z^{-1}} \tag{6.5.10}$$

则内插公式简化为

$$X(z) = \sum_{k=0}^{N-1}X(k)\Phi_k(z) \tag{6.5.11}$$

零点：

$$z = e^{j\frac{2\pi}{N}r}, \qquad r = 1, 2, \cdots, N-1 \tag{6.5.12}$$

极点：

$$z = e^{j\frac{2\pi}{N}k}, \qquad k = 1, 2, \cdots, N-1 \tag{6.5.13}$$

$z=1$ 处，零极点重合，所以既非零点也非极点。

$$z = 0, \qquad N-1 \text{阶重极点} \tag{6.5.14}$$

用频域采样 $X(k)$ 表示 $X(\mathrm{e}^{\mathrm{j}\omega})$ 的内插公式

$$X\left(\mathrm{e}^{\mathrm{j}\omega}\right) = X(z)\big|_{z=\mathrm{e}^{\mathrm{j}\omega}} = \sum_{k=0}^{N-1} X(k)\varPhi_k\left(\mathrm{e}^{\mathrm{j}\omega}\right) \tag{6.5.15}$$

$$\varPhi_k\left(\mathrm{e}^{\mathrm{j}\omega}\right) = \varPhi_k(z)\big|_{z=\mathrm{e}^{\mathrm{j}\omega}} = \frac{1}{N}\cdot\frac{\sin\left[N\left(\dfrac{\omega}{2}-\dfrac{\pi}{N}k\right)\right]}{\sin\left(\dfrac{\omega}{2}-\dfrac{\pi}{N}k\right)}\cdot\mathrm{e}^{\mathrm{j}\frac{\pi}{N}k(N-1)}\,\mathrm{e}^{-\mathrm{j}\frac{N-1}{2}\omega} \tag{6.5.16}$$

内插函数：

$$\varPhi(\omega) = \frac{1}{N}\cdot\frac{\sin\left(\dfrac{\omega N}{2}\right)}{\sin\left(\dfrac{\omega}{2}\right)}\mathrm{e}^{-\mathrm{j}\left(\frac{N-1}{2}\right)\omega} \tag{6.5.17}$$

内插函数的幅频特性和相频特性如图 6.13 所示。

内插公式：

$$X\left(\mathrm{e}^{\mathrm{j}\omega}\right) = \sum_{k=0}^{N-1} X(k)\varPhi\left(\omega-\frac{2\pi}{N}k\right) \tag{6.5.18}$$

$$\varPhi\left(\omega-\frac{2\pi}{N}k\right) = \begin{cases} 1, & \omega = \dfrac{2\pi}{N}k = \omega_k \\ 0, & \omega = \dfrac{2\pi}{N}i = \omega_i, i \neq k \end{cases} \tag{6.5.19}$$

图 6.13　内插函数的幅频特性和相频特性

6.6 脑电 α、β、θ、δ 波段的提取

6.6.1 技术原理

脑电波(Electroencephalogram,EEG)是大量神经元同步发生的突触后电位总和,是脑神经细胞的电生理活动在大脑皮层或头皮表面的总体反映。脑电波可以通过专用的脑电记录仪进行采集。在许多脑电研究中,研究者一般提取 δ(0.5~3Hz)、θ(4~7Hz)、α(8~13Hz)、β(14~30Hz)四个重要的脑电波段进行分析。但这并不代表脑电仅由这四个波段组成,研究表明在觉醒并专注于某一事时,常可见一种频率较 β 波更高的 γ 波,其频率为 30~80Hz,波幅范围不定;而在睡眠时还可出现另一些波形较为特殊的正常脑电波,如驼峰波、σ 波、λ 波、κ-复合波、μ 波等。脑电波是脑科学的基础理论研究,脑电波监测广泛运用于临床实践中。

科学研究发现,上述 δ、θ、α、β 脑电波对应大脑的四种不同状态。δ 波:深度睡眠脑波状态。当人的大脑频率处于 δ 波时,为深度睡眠、无意识状态。人的睡眠品质好坏与否与 δ 波有非常直接的关系。θ 波:深度放松、无压力的潜意识状态。当人的大脑频率处于 θ 波时,人的意识中断,身体深沉放松,对于外界的信息呈现高度的受暗示状态,即被催眠状态。θ 波对触发深沉记忆、强化长期记忆等帮助极大。α 波:学习与思考的最佳脑波状态。当人的大脑频率处于 α 波时,人的意识清醒,但身体却是放松的,它提供意识与潜意识的"桥梁"。α 波被认为是人们学习与思考的最佳脑波状态。β 波:紧张、压力、脑疲劳时的脑波状态。人清醒时,大部分时间大脑频率处于 β 波状态。随着 β 波的增加,身体逐渐呈紧张状态,削减了体内免疫系统能力,能量消耗加剧,易疲倦。适当的 β 波对注意力提升以及认知行为的发展有积极作用。

从脑电波中提取上述几个波段的方法有许多种,这里采用快速傅里叶变换(FFT)的方法对上述四个波段进行提取。

6.6.2 仿真结果

首先采集或者从网上下载 EEG 信号,这里以某一个通道为例进行分析,其他通道的分析方法类似。作为工程实际应用,需要关注 EEG 时域信号的点数,然后是采样频率,由这两个参数获得信号持续的时间。然后根据 EEG 信号的特点,选择合适的点数进行 DFT 变换,获得 $X(k)$,通过采样频率,确定频域横轴所对应的频率。本例使用矩形窗的理想带通滤波器直接截取四种波形的频段,获得相应的时域信号 $X_{\alpha\beta\delta\theta}(k)$。最后对各个频段进行傅里叶反变换,获得对应频段的时域信号 $x_{\alpha\beta\delta\theta}(n)$,通过与采样频率的关系获得与时间相关的序列。分析流程图如图 6.14 所示。

图 6.14 脑电信号的分析流程图

本例的采样频率为 256Hz,选择了长度为 4s 的时域信号,对其进行 FFT。时域信号和对应的频域信号如图 6.15 所示。

图 6.15　脑电信号及对应频谱

采用理想的矩形窗带通函数，直接处理图 6.15 的频谱，分别获得如图 6.16 所示的四个脑电波段的频谱。

图 6.16　脑电四个频段频谱图

对图 6.16 所示的四个波段频谱进行傅里叶反变换，获得如图 6.17 的 δ、θ、α、β 脑电波信号。图中可以明显看出，频率越高的信号在时域中的震荡越显著。

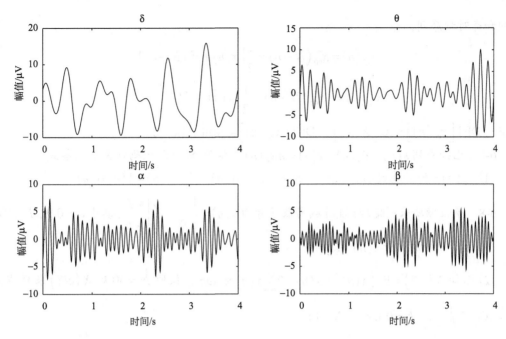

图 6.17　脑电四个频段的时域信号

本实验调用了 Matlab 中的 fft.m 文件，用于把脑电信号从时域转化到频域，以便对不同波段频率对应的脑电信号进行滤波提取。

习　题

6-1　已知 $x(n)=\{14,12,10,8,6,10\}$ 是周期为 6 的序列，试求 DFS 的系数。

6-2　设

$$x(n)=\begin{cases} n+1, & 0\leqslant n\leqslant 4 \\ 0, & \text{其他} \end{cases}$$

$$h(n)=R_4(n-2)$$

令 $\tilde{x}(n)=x((n))_6$，$\tilde{h}(n)=h((n))_6$。试求 $\tilde{x}(n)$ 和 $\tilde{h}(n)$ 的周期卷积，并作图。

6-3　已知 $x(n)=\{2,4,6,1,5\}$。

（1）计算 $X(\mathrm{e}^{\mathrm{j}\omega})=\mathrm{DTFT}[x(n)]$ 以及 $X(k)=\mathrm{DFT}[x(n)]$，比较二者的关系；

（2）将 $x(n)$ 补零为 $x_0(n)=\{2,4,6,1,5,0,0,0\}$，计算 $X_0(\mathrm{e}^{\mathrm{j}\omega})=\mathrm{DTFT}[x_0(n)]$ 以及 $X_0(k)=\mathrm{DFT}[x_0(n)]$。

（3）比较结果（1）和（2），并编写 Matlab 代码进行仿真。

6-4　已知序列 $x(n)=\{1,0,1,1,2\}$，试画出

（1）$x(n)*x(n)$；（2）$x(n)⑤x(n)$；（3）$x(n)⑩x(n)$

6-5　设 $\mathrm{DFT}[x(n)]=X(k)$，求证：$\mathrm{DFT}[X(k)]=Nx(N-n)$。

6-6　$x(n)$ 为长度为 N 的有限长序列。$x_{\mathrm{ep}}(n)$，$x_{\mathrm{op}}(n)$ 分别为 $x(n)$ 的圆周共轭偶对称

序列和奇对称序列，即

$$x_{ep}(n) = x_{ep}^*(N-n) = \frac{1}{2}\left[x(n) + x^*(N-n)\right]$$

$$x_{op}(n) = -x_{op}^*(N-n) = \frac{1}{2}\left[x(n) - x^*(N-n)\right]$$

求证：$\mathrm{DFT}\left[x_{ep}(n)\right] = \mathrm{Re}\left[X(k)\right]$，$\mathrm{DFT}\left[x_{op}(n)\right] = \mathrm{jIm}\left[X(k)\right]$。

6-7 已知序列 $h(n) = R_4(n)$，$x(n) = nR_4(n)$。编写 Matlab 代码计算下列各式：

(1) $y_c(n) = h(n) ④ x(n)$；(2) $y_c(n) = h(n) ⑧ x(n)$；(3) $y(n) = h(n)*x(n)$

6-8 验证频域采样定理。设时域离散信号为 $x(n) = \begin{cases} a^{|n|}, & |n| \leqslant L \\ 0, & |n| > L \end{cases}$，其中 $a = 0.9$，$L = 10$。

(1) 计算并绘制信号 $x(n)$ 的波形；

(2) 已知 $X(e^{j\omega}) = \mathrm{FT}\left[x(n)\right] = x(0) + 2\sum_{n=1}^{L} x(n)\cos\omega n$，按照 $N = 30$ 对 $X(e^{j\omega})$ 采样得到 $C_k = X(e^{j\omega})\big|_{\omega = \frac{2\pi}{N}k}$，$k = 0, 1, 2, \cdots, N-1$；

(3) 计算并图示周期序列 $\tilde{x}(n) = \frac{1}{N}\sum_{k=0}^{N-1} C_k e^{j\left(\frac{2\pi}{N}\right)kn}$，试根据频域采样定理解释序列 $\tilde{x}(n)$ 与 $x(n)$ 的关系；

(4) 计算并图示周期序列 $\tilde{y}(n) = \sum_{m=-\infty}^{+\infty} x(n+mN)$，比较 $\tilde{x}(n)$ 与 $\tilde{y}(n)$，验证 (3) 中的解释；

(5) 对于 $N = 15$，重复 (2)～(4)。

Matlab 代码和结果
(6-7)

Matlab 代码和结果
(6-8)

第7章 快速傅里叶变换

7.1 直接计算 DFT 的问题及改进途径

7.1.1 直接 DFT 计算效率

长度为 N 的序列 $x(n)$ 的 DFT 定义为

$$X(k) = \text{DFT}\big[x(n)\big] = \sum_{n=0}^{N-1} x(n) W_N^{nk}, \quad 0 \leqslant k \leqslant N-1 \tag{7.1.1}$$

傅里叶反变换定义为

$$x(n) = \text{IDFT}\big[X(k)\big] = \frac{1}{N} \sum_{k=0}^{N-1} X(k) W_N^{-nk}, \quad 0 \leqslant n \leqslant N-1 \tag{7.1.2}$$

式中，算子 $\sum\limits_{n=0}^{N-1} x(n) W_N^{nk}$ 的运算量由表 7.1 表示。

表 7.1 傅里叶变换算子的运算量分析

	复数乘法	复数加法
一个 $X(k)$	N	$N-1$
N 个 $X(k)$（N 点 DFT）	N^2	$N(N-1)$

设两个复数为 $(a+\text{j}b)$ 和 $(c+\text{j}d)$，a，b，c，d 为实数，复数相乘表达式如下：

$$(a+\text{j}b)(c+\text{j}d) = (ac-bd) + \text{j}(ad+cb) \tag{7.1.3}$$

则实数的运算次数如表 7.2 所示。

表 7.2 傅里叶变换算子的实数运算量分析

	实数乘法	实数加法
一次复乘	4	2
一次复加		2
一个 $X(k)$	$4N$	$2N+2(N-1)=2(2N-1)$
N 个 $X(k)$（N 点 DFT）	$4N^2$	$2N(2N-1)$

另外，利用 W_N^{nk} 的特性也可以减少运算量：

$$W_N^{nk} = \text{e}^{-\text{j}\frac{2\pi}{N}nk} \tag{7.1.4}$$

对称性

$$\left(W_N^{nk}\right)^* = W_N^{-nk} = W_N^{(N-n)k} = W_N^{n(N-k)} \tag{7.1.5}$$

【证明】　　　$W_N^{(N-n)k} = W_N^{Nk} W_N^{-nk}$，　　　$W_N^{n(N-k)} = W_N^{nN} W_N^{-nk}$

周期性

$$W_N^{nk} = W_N^{(N+n)k} = W_N^{n(N+k)} \tag{7.1.6}$$

可约性

$$W_N^{nk} = W_{mN}^{mnk} ; \quad W_N^{nk} = W_{N/m}^{nk/m} \tag{7.1.7}$$

【证明】

$$W_{mN}^{mnk} = e^{-j\frac{2\pi}{mN}mnk}$$

特殊点

$$W_N^0 = 1 \quad W_N^{N/2} = -1 \quad W_N^{\left(k+\frac{N}{2}\right)} = -W_N^k \tag{7.1.8}$$

【证明】

$$W_N^{N/2} = e^{-j\frac{2\pi}{N}\cdot\frac{N}{2}} = e^{-j\pi} = -1$$

7.1.2 FFT 算法的基本思想

利用 DFT 系数的特性，合并 DFT 运算中的某些项，不断地把长序列 DFT 转换为短序列 DFT，从而减少其运算量。FFT 算法分类：时间抽选法（Decimation-In-Time, DIT）和频率抽选法（Decimation-In-Frequency, DIF）。

7.2　按时间抽选的基-2FFT 算法

7.2.1 算法原理

设序列点数 $N = 2^L$，L 为整数。若不满足，则补零，N 为 2 的整数幂的 FFT 算法称为基-2FFT 算法。

将序列 $x(n)$ 按 n 的奇偶分成两组：

$$\begin{cases} x(2r) = x_1(r) \\ x(2r+1) = x_2(r) \end{cases}, \quad r = 0,1,\cdots,\frac{N}{2}-1 \tag{7.2.1}$$

则 $x(n)$ 的 DFT 为

$$
\begin{aligned}
X(k) &= \sum_{\substack{n=0 \\ n\text{为偶数}}}^{N-1} x(n)W_N^{nk} + \sum_{\substack{n=0 \\ n\text{为奇数}}}^{N-1} x(n)W_N^{nk} \\
&= \sum_{r=0}^{\frac{N}{2}-1} x(2r)W_N^{2rk} + \sum_{r=0}^{\frac{N}{2}-1} x(2r+1)W_N^{(2r+1)k} \\
&= \sum_{r=0}^{\frac{N}{2}-1} x_1(r)\left(W_N^2\right)^{rk} + W_N^k \sum_{r=0}^{\frac{N}{2}-1} x_2(r)\left(W_N^2\right)^{rk} \\
&= \sum_{r=0}^{\frac{N}{2}-1} x_1(r)W_{N/2}^{rk} + W_N^k \sum_{r=0}^{\frac{N}{2}-1} x_2(r)W_{N/2}^{rk} \\
&= X_1(k) + W_N^k X_2(k), \quad r,k = 0,1,\cdots,\frac{N}{2}-1
\end{aligned} \tag{7.2.2}
$$

式中，$x_1(r) = x(2r)$，$x_2(r) = x(2r+1)$，$r = 0,1,\cdots,N/2-1$，分别为 n 为偶数和奇数的序列。注意式 (7.2.2) 中 $k = 0,1,\cdots,N/2-1$，仅仅包括前半部分。

再利用周期性求 $X(k)$ 的后半部分：

因为 $X_1(k), X_2(k)$ 是以 $N/2$ 为周期的，所以

$$X_1\left(k + \frac{N}{2}\right) = X_1(k), \qquad X_2\left(k + \frac{N}{2}\right) = X_2(k)$$

又利用式 (7.1.8) 中的特殊点性质：

$$W_N^{k+N/2} = W_N^{N/2}W_N^k = -W_N^k \tag{7.2.3}$$

所以式 (7.2.2) 可以改写为

$$\begin{cases} X(k) = X_1(k) + W_N^k X_2(k) \\ X\left(k + \dfrac{N}{2}\right) = X_1(k) - W_N^k X_2(k) \end{cases}, \quad k = 0,1,\cdots,N/2-1 \tag{7.2.4}$$

对应式 (7.2.4) 的蝶形图及运算结构如图 7.1 所示，通过该蝶形运算结构，可以描述输入输出及系数的关系。

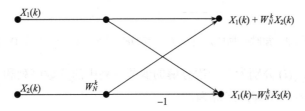

图 7.1　时间抽取法蝶形运算流图符号

将 $N = 8$ 点的 FFT 转换为 $N/2$ 点 FFT 的蝶形运算如图 7.2 所示。图 7.2 中包含两个 $N/2$ 点 DFT 和 $N/2$ 个蝶形运算单元。参照表 7.1，每个 $N/2$ 点 DFT 需要 $(N/2)^2$ 次复数乘法和 $(N/2-1)N/2$ 次复数加法运算，每个蝶形只有一次复数乘法和两次复数加法运算，如表 7.3 所示。由此可见，当 DFT 长度减少一半时，其运算量近似减少了一半。因此，逐步将长序列减少为短序列，从而提高 DFT 的运算效率。

表 7.3　傅里叶变换分解后的运算量分析

	复数乘法	复数加法
一个 $N/2$ 点 DFT	$(N/2)^2$	$(N/2-1)N/2$
两个 $N/2$ 点 DFT	$N^2/2$	$N(N/2-1)$
一个蝶形	1	2
$N/2$ 个蝶形	$N/2$	N
总计	$N^2/2 + N/2 \approx N^2/2$	$N(N/2-1)+N \approx N^2/2$

若此时 $N/2$ 仍为偶数，进一步分解：$N/2 \to N/4$。则有

$$\begin{cases} x_1(2l) = x_3(l) \\ x_1(2l+1) = x_4(l) \end{cases}, \quad l = 0,1,\cdots,N/4-1 \tag{7.2.5}$$

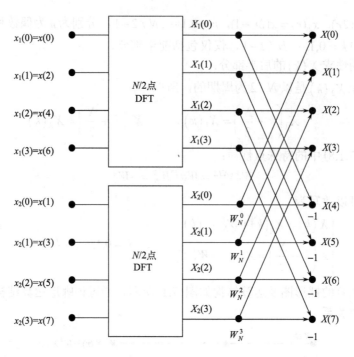

图 7.2 按时间抽取，将一个 N 点 DFT 分解为两个 $N/2$ 点 DFT

式中，序列 $x_3(l)$ 和 $x_4(l)$ 分别为第一次分解的偶数序列中的偶数序列和奇数序列。

对应的 $N/4$ 点的 FFT 蝶形运算为

$$\begin{cases} X_1(k) = X_3(k) + W_{N/2}^k X_4(k) \\ X_1\left(k + \dfrac{N}{4}\right) = X_3(k) - W_{N/2}^k X_4(k) \end{cases}, \quad k = 0,1,\cdots,N/4-1 \tag{7.2.6}$$

式中，$X_3(k)$ 和 $X_4(k)$ 为 $N/4$ 点的 DFT：

$$\begin{cases} X_3(k) = \text{DFT}\big[x_3(l)\big] = \text{DFT}\big[x_1(2l)\big] \\ X_4(k) = \text{DFT}\big[x_4(l)\big] = \text{DFT}\big[x_1(2l+1)\big] \end{cases}, \quad l = 0,1,\cdots,N/4-1 \tag{7.2.7}$$

对应的 $N/4$ 点的 FFT 蝶形运算如图 7.3 所示，综合的蝶形运算如图 7.4 所示。

同理，可以对第一次分解获得的奇数序列进行 DFT 运算：

$$\begin{cases} X_2(k) = X_5(k) + W_{N/2}^k X_6(k) \\ X_2\left(k + \dfrac{N}{4}\right) = X_5(k) - W_{N/2}^k X_6(k) \end{cases}, \quad k = 0,1,\cdots,N/4-1 \tag{7.2.8}$$

式中，$X_5(k)$ 和 $X_6(k)$ 分别是序列 $x_5(l)$ 和 $x_6(l)$ 对应的 $N/4$ 点的 DFT 运算：

$$\begin{cases} X_5(k) = \text{DFT}\big[x_5(l)\big] = \text{DFT}\big[x_2(2l)\big] \\ X_6(k) = \text{DFT}\big[x_6(l)\big] = \text{DFT}\big[x_2(2l+1)\big] \end{cases}, \quad l = 0,1,\cdots,N/4-1 \tag{7.2.9}$$

式中，序列 $x_5(l)$ 和 $x_6(l)$ 分别对应奇数序列中的偶数序列和奇数序列：

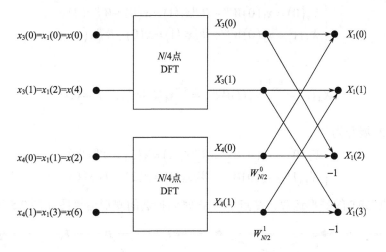

图 7.3 由两个 $N/4$ 点 DFT 组合成一个 $N/2$ 点 DFT

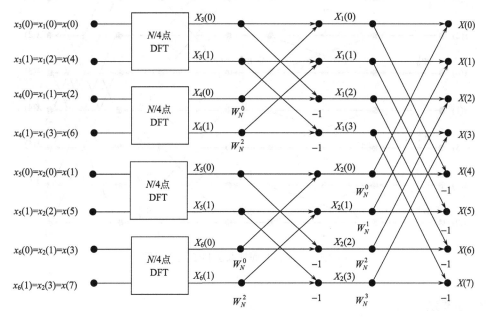

图 7.4 按时间抽取，将一个 N 点 DFT 分解为四个 $N/4$ 点 DFT（$N=8$）

$$\begin{cases} x_2(2l) = x_5(l) \\ x_2(2l+1) = x_6(l) \end{cases} \quad l = 0,1,\cdots,N/4-1 \tag{7.2.10}$$

统一系数的下标为 N：$W_{N/2}^k \rightarrow W_N^{2k}$，获得 $N/4$ 点的 FFT 蝶形运算如图 7.4 所示。

这样逐级分解，直到 2 点 DFT。

当 $N=8$ 时，即分解到 $X_3(k)$，$X_4(k)$，$X_5(k)$，$X_6(k)$，$k=0,1$。

$$X_3(k) = \sum_{l=0}^{N/4-1} x_3(l) W_{N/4}^{lk} = \sum_{l=0}^{1} x_3(l) W_{N/4}^{lk}, \quad k=0,1 \tag{7.2.11}$$

式 (7.2.11) 展开为

$$\begin{cases} X_3(0) = x_3(0)W_2^0 + W_2^0 x_3(1) = x(0) + W_N^0 x(4) \\ X_3(1) = x_3(0)W_2^0 + W_2^1 x_3(1) = x(0) - W_N^0 x(4) \end{cases} \qquad (7.2.12)$$

同理

$$X_4(k) = \sum_{l=0}^{N/4-1} x_4(l)W_{N/4}^{lk} = \sum_{l=0}^{1} x_4(l)W_{N/4}^{lk}, \quad k = 0,1 \qquad (7.2.13)$$

式 (7.2.13) 展开为

$$\begin{cases} X_4(0) = x_4(0)W_2^0 + W_2^0 x_4(1) = x(2) + W_N^0 x(6) \\ X_4(1) = x_4(0)W_2^0 + W_2^1 x_4(1) = x(2) - W_N^0 x(6) \end{cases} \qquad (7.2.14)$$

加上两点 DFT 的蝶形运算，N 点 FFT 按时间抽选的蝶形运算图如图 7.5 所示。

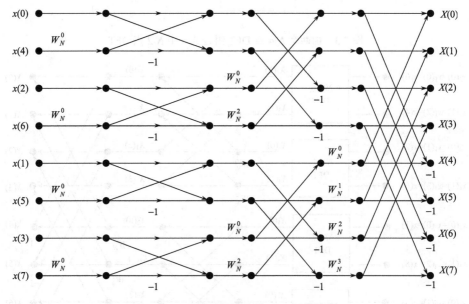

图 7.5 N=8 按时间抽取法 FFT 运算流图

7.2.2   运算量

当 $N = 2^L$ 时，共有 L 级蝶形，每级 $N/2$ 个蝶形，每个蝶形有 1 次复数乘法和 2 次复数加法。

复数乘法：

$$m_F = \frac{N}{2}L = \frac{N}{2}\log_2 N$$

复数加法：

$$\alpha_F = NL = N\log_2 N$$

比较 DFT

$$\frac{m_F(\text{DFT})}{m_F(\text{FFT})} = \frac{N^2}{\frac{N}{2}\log_2 N} = \frac{2N}{\log_2 N} \qquad (7.2.15)$$

绘制式 (7.2.15) 如图 7.6 所示。从图 7.6 可以看出，随着 DFT 运算点数的增加，FFT 算法的运算效率明显提升。因此，对工程上长度较长的数列进行 DFT 运算时，尽量采用 FFT 算法以提高运算的效率。例如，当 $N = 1024$ 时，直接计算 DFT 需要 100 万次运算，而 FFT 算法仅需要 5120 次运算。

图 7.6 直接计算 DFT 和 FFT 算法效率比

7.2.3 算法特点

1. 原位计算

流图中各蝶形的输入量和输出量是互不相重的，任何一个输入量计算后都不需要保存，因此可以将结果直接保存在原来存储输入序列的单元中，实现原位计算，这样可以节约内存单元。

$$\begin{cases} X_m(k) = X_{m-1}(k) + X_{m-1}(j)W_N^r \\ X_m(j) = X_{m-1}(k) - X_{m-1}(j)W_N^r \end{cases} \qquad (7.2.16)$$

式中，m 为第 m 级迭代，k, j 为数据所在的行数。

图 7.7 给出了原位运算的示意图。

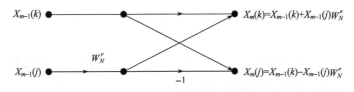

图 7.7 按时间抽取蝶形运算结构图

2. 倒位序

倒位序或者码位颠倒，就是将二进制数的最高有效位到最低有效位的位序颠倒排列而重新构成的二进制数。倒位序基本原理如表 7.4 所示。

表 7.4　倒位序基本原理表

倒位序 $\hat{n}=(n_0n_1n_2)_2$		自然序 $n=(n_2n_1n_0)_2$	
000	0	0	000
100	4	1	001
010	2	2	010
110	6	3	011
001	1	4	100
101	5	5	101
011	3	6	110
111	7	7	111

倒位序与存储单元的对应关系如图 7.8 所示。

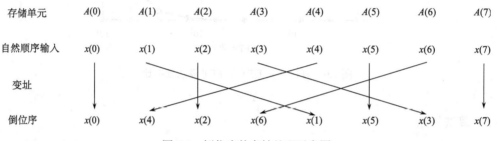

图 7.8　倒位序的变址处理示意图

3. 蝶形运算

对 $N=2^L$ 点 FFT,输入倒位序,输出自然序,第 m 级运算每个蝶形的两节点距离为 2^{m-1}。第 m 级运算为

$$
\begin{cases}
X_m(k)=X_{m-1}(k)+X_{m-1}(k+2^{m-1})W_N^r \\
X_m(k+2^{m-1})=X_{m-1}(k)-X_{m-1}(k+2^{m-1})W_N^r
\end{cases}
\tag{7.2.17}
$$

式中,W_N^r 的确定:蝶形运算两节点的第一个节点为 k 值,表示成 L 位二进制数,左移 $L-m$ 位,把右边空出的位置补零,结果为 r 的二进制数。

$$
r=(k)_2 \cdot 2^{L-m}
\tag{7.2.18}
$$

4. 存储单元

输入序列 $x(n)$:N 个存储单元。系数 W_N^r:$N/2$ 个存储单元。在编写程序的时候,尽量使用 W_N^r 的表达方式,否则会增加存储单元。

DIT 其他流图

7.2.4　DIT 算法的其他形式流图

请扫二维码查看本节内容。

7.3 按频率抽选的基-2FFT 算法

7.3.1 算法原理

设序列点数 $N = 2^L$，L为整数。将 $X(k)$ 按 k 的奇偶分组前，先将输入 $x(n)$ 按 n 的顺序分成前后两半：

$$
\begin{aligned}
X(k) &= \sum_{n=0}^{N-1} x(n) W_N^{nk} = \sum_{n=0}^{N/2-1} x(n) W_N^{nk} + \sum_{n=N/2}^{N-1} x(n) W_N^{nk} \\
&= \sum_{n=0}^{N/2-1} x(n) W_N^{nk} + \sum_{n=0}^{N/2-1} x\left(n+\frac{N}{2}\right) W_N^{\left(n+\frac{N}{2}\right)k} \\
&= \sum_{n=0}^{N/2-1} \left[x(n) + x\left(n+\frac{N}{2}\right) W_N^{Nk/2} \right] W_N^{nk}
\end{aligned}
$$

考虑到 $W_N^{N/2} = -1$，上式写为

$$
X(k) = \sum_{n=0}^{N/2-1} \left[x(n) + (-1)^k x\left(n+\frac{N}{2}\right) \right] W_N^{nk} \quad k = 0,1,\cdots,N-1 \tag{7.3.1}
$$

式 (7.3.1) 按 k 的奇偶将 $X(k)$ 分成两部分：

$$
\begin{cases} k = 2r \\ k = 2r+1 \end{cases}, \quad r = 0,1,\cdots,\frac{N}{2}-1 \tag{7.3.2}
$$

$$
\begin{aligned}
X(2r) &= \sum_{n=0}^{N/2-1} \left[x(n) + x\left(n+\frac{N}{2}\right) \right] W_N^{nk} \\
&= \sum_{n=0}^{N/2-1} \left[x(n) + x\left(n+\frac{N}{2}\right) \right] W_{N/2}^{nr}
\end{aligned} \tag{7.3.3}
$$

$$
\begin{aligned}
X(2r+1) &= \sum_{n=0}^{N/2-1} \left[x(n) - x\left(n+\frac{N}{2}\right) \right] W_N^{n(2r+1)} \\
&= \sum_{n=0}^{N/2-1} \left\{ \left[x(n) - x\left(n+\frac{N}{2}\right) \right] W_N^{n} \right\} W_{N/2}^{nr}
\end{aligned} \tag{7.3.4}
$$

令

$$
\begin{cases} x_1(n) = x(n) + x\left(n+\frac{N}{2}\right) \\ x_2(n) = \left[x(n) - x\left(n+\frac{N}{2}\right) \right] W_N^{n} \end{cases}, \quad n = 0,1,\cdots,\frac{N}{2}-1 \tag{7.3.5}
$$

则 $X(2r)$ 和 $X(2r+1)$ 分别是 $x_1(n)$ 和 $x_2(n)$ 的 $N/2$ 点 DFT，记为 $X_1(k)$ 和 $X_2(k)$。按频率抽选的蝶形运算如图 7.9 所示，$N/2$ 点 DFT 的蝶形运算如图 7.10 所示。

若 $N/2$ 仍为偶数，进一步分解：$N/2 \rightarrow N/4$。则有

图 7.9 按频率抽选的蝶形运算流图

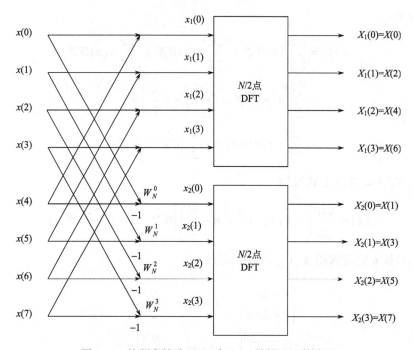

图 7.10 按频率抽选 $N/2$ 点 DFT 的蝶形运算流图

$$\begin{cases} x_3(n) = x_1(n) + x_1\left(n + \dfrac{N}{4}\right) \\ x_4(n) = \left[x_1(n) - x_1\left(n + \dfrac{N}{4}\right)\right]W_{N/2}^n \end{cases}, \quad n = 0,1,\cdots,\dfrac{N}{4}-1 \qquad (7.3.6)$$

式 (7.3.6) 定义序列的 DFT 为

$$\begin{cases} X_3(k) = X_1(2k) = \mathrm{DFT}\left[x_3(n)\right] \\ X_4(k) = X_1(2k+1) = \mathrm{DFT}\left[x_4(n)\right] \end{cases}, \quad k = 0,1,\cdots,\dfrac{N}{4}-1 \qquad (7.3.7)$$

相应的蝶形运算流图如图 7.11 所示。

同理

$$\begin{cases} X_5(k) = X_2(2k) = \mathrm{DFT}\left[x_5(n)\right] \\ X_6(k) = X_2(2k+1) = \mathrm{DFT}\left[x_6(n)\right] \end{cases}, \quad k = 0,1,\cdots,\dfrac{N}{4}-1 \qquad (7.3.8)$$

其中

$$\begin{cases} x_5(n) = x_2(n) + x_2\left(n + \dfrac{N}{4}\right) \\ x_6(n) = \left[x_2(n) - x_2\left(n + \dfrac{N}{4}\right)\right]W_{N/2}^n \end{cases}, \quad k = 0,1,\cdots,\dfrac{N}{4}-1 \qquad (7.3.9)$$

按频率抽选 $N/4$ 点 DFT 的蝶形运算流图如图 7.11 所示。

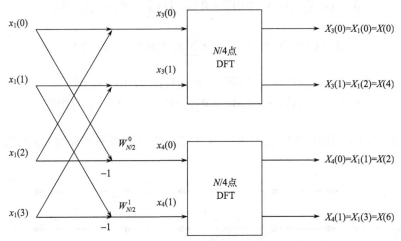

图 7.11　按频率抽选 $N/4$ 点 DFT 的蝶形运算流图

此时，按频率抽选的蝶形运算图如图 7.12 所示。整个流程图被分为 2 级蝶形运算和 1 级 $N/4$ 点的 FFT 运算。前两级蝶形运算中，每级有 $N/2$ 个蝶形单元。

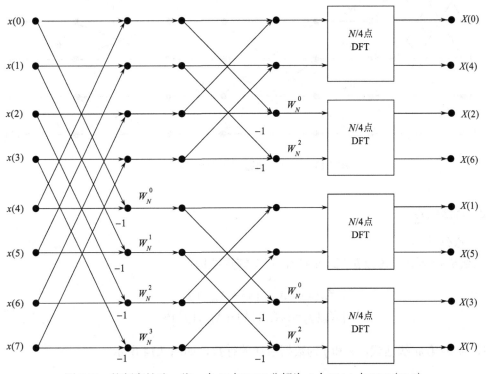

图 7.12　按频率抽选，将一个 N 点 DFT 分解为 4 个 $N/4$ 点 DFT $(N=8)$

逐级分解，直到 2 点 DFT。当 $N = 8$ 时，即分解到 $x_3(n)$，$x_4(n)$，$x_5(n)$，$x_6(n)$，$n = 0,1$。

$$X_3(k) = \sum_{l=0}^{N/4-1} x_3(l) W_{N/4}^{lk} = \sum_{l=0}^{1} x_3(l) W_{N/4}^{lk}, \quad k = 0,1 \tag{7.3.10}$$

$$\begin{cases} X(0) = X_3(0) = x_3(0) W_2^0 + W_2^0 x_3(1) = x_3(0) + x_3(1) \\ X(4) = X_3(1) = x_3(0) W_2^0 + W_2^1 x_3(1) = \left[x_3(0) - x_3(1) \right] W_N^0 \end{cases} \tag{7.3.11}$$

$$X_4(k) = \sum_{l=0}^{N/4-1} x_4(l) W_{N/4}^{lk} = \sum_{l=0}^{1} x_4(l) W_{N/4}^{lk}, \quad k = 0,1 \tag{7.3.12}$$

$$\begin{cases} X(2) = X_4(0) = x_4(0) W_2^0 + W_2^0 x_4(1) = x_4(0) + x_4(1) \\ X(6) = X_4(1) = x_4(0) W_2^0 + W_2^1 x_4(1) = \left[x_4(0) - x_4(1) \right] W_N^0 \end{cases} \tag{7.3.13}$$

分解为 2 点 FFT 后的蝶形流图如图 7.13 所示。整个流程图被分为 $\log_2 N$ 级蝶形运算，每级有 $N/2$ 个蝶形单元。

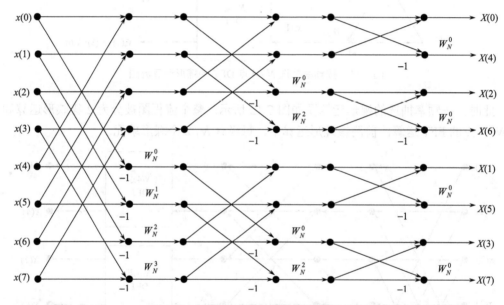

图 7.13　按频率抽选 FFT 蝶形流图（$N=8$）

7.3.2　算法特点

1. 原位计算

L 级蝶形运算，每级 $N/2$ 个蝶形，每个蝶形结构：

$$\begin{cases} X_m(k) = X_{m-1}(k) + X_{m-1}(j) \\ X_m(j) = \left[X_{m-1}(k) - X_{m-1}(j) \right] W_N^r \end{cases} \tag{7.3.14}$$

式中，m 为第 m 级迭代，k 和 j 为数据所在的行数，如图 7.14 所示。

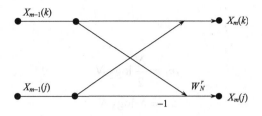

图 7.14 按频率抽选基本蝶形运算单元

2. 蝶形运算

对 $N=2^L$ 点 FFT，输入自然序，输出倒位序，两节点距离：$2^{L-m}=N/2^m$。第 m 级运算为

$$\begin{cases} X_m(k)=X_{m-1}(k)+X_{m-1}\left(k+\dfrac{N}{2^m}\right) \\ X_m\left(k+\dfrac{N}{2^m}\right)=\left[X_{m-1}(k)-X_{m-1}\left(k+\dfrac{N}{2^m}\right)\right]W_N^r \end{cases} \quad (7.3.15)$$

W_N^r 的确定方法：蝶形运算两节点的第一个节点为 k 值，表示成 L 位二进制数，左移 $m-1$ 位，把右边空出的位置补零，结果为 r 的二进制数。

$$r=(k)_2 \cdot 2^{m-1} \quad (7.3.16)$$

7.4 DIT 与 DIF 的异同

1. 基本蝶形不同

L 级蝶形运算，每级 $N/2$ 个蝶形，每个蝶形结构不同：DIT 为先复乘后加减；DIF 为先减后复乘。DIF 与 DIT 蝶形运算结构互为转置关系。转置：将流图的所有支路方向都反向，并且交换输入与输出，但节点变量值不变。图 7.15 给出了 DIF 和 DIT 的基本蝶形运算单元。

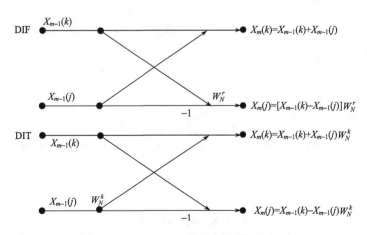

图 7.15 DIF 和 DIT 的基本蝶形运算单元

2. 相同点

(1)运算量相同。

$$m_F = \frac{N}{2}\log_2 N \tag{7.4.1}$$

$$a_F = N\log_2 N \tag{7.4.2}$$

(2)都可原位运算，存储单元一样。

7.5　IFFT 算法

7.5.1　修改系数实现 DFT 计算 IDFT

比较 DFT 和 IDFT 的运算公式：

IDFT

$$x(n) = \frac{1}{N}\sum_{k=0}^{N-1} X(k) W_N^{-nk} \tag{7.5.1}$$

DFT

$$X(k) = \text{DFT}\big[x(n)\big] = \sum_{n=0}^{N-1} x(n) W_N^{nk} \tag{7.5.2}$$

令 $W_N^{nk} = W_N^{-nk} \times \dfrac{1}{N}$，可以完成式 (7.5.2) DFT 到式 (7.5.1) IDFT 的转换。其中可以令 $\dfrac{1}{N} = \left(\dfrac{1}{2}\right)^L$，进行逐级分解，如图 7.16 所示。

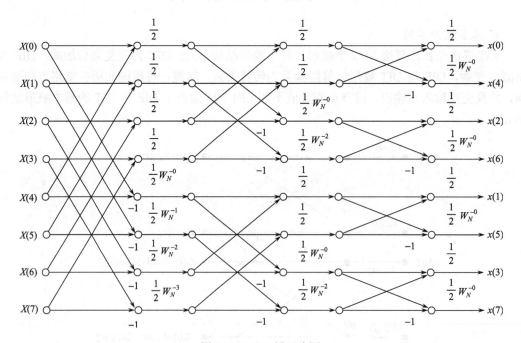

图 7.16　IFFT 蝶形流图

7.5.2 修改方程实现 DFT 计算 IDFT

由式(7.5.1)已知 IDFT 定义为

$$x(n) = \frac{1}{N}\sum_{k=0}^{N-1}X(k)W_N^{-nk}$$

对式(7.5.1)两边求共轭，得

$$x^*(n) = \frac{1}{N}\sum_{k=0}^{N-1}X^*(k)W_N^{nk} \tag{7.5.3}$$

对式(7.5.3)两边再取共轭，得

$$x(n) = \frac{1}{N}\left[\sum_{k=0}^{N-1}X^*(k)W_N^{nk}\right]^* \tag{7.5.4}$$

由式(7.5.2)可得

$$\mathrm{DFT}\left[X^*(k)\right] = \sum_{n=0}^{N-1}X^*(k)W_N^{nk} \tag{7.5.5}$$

考虑式(7.5.5)，式(7.5.4)改写为

$$x(n) = \frac{1}{N}\left[\sum_{k=0}^{N-1}X^*(k)W_N^{nk}\right]^* = \frac{1}{N}\left\{\mathrm{DFT}\left[X^*(k)\right]\right\}^* \tag{7.5.6}$$

对于傅里叶序列 $X(k)$，可以利用图 7.17 的流程，直接调用 FFT 子程序计算 IFFT。

图 7.17 直接调用 FFT 子程序计算 IFFT 流图

7.5.3 结果倒排实现利用 DFT 计算 IDFT

由式(6.2.9)的对称性可知

$$W_N^{-kn} = W_N^{k(N-n)} \tag{7.5.7}$$

则式(7.5.1)可以写为

$$x(n) = \frac{1}{N}\sum_{k=0}^{N-1}X(k)W_N^{-nk} = \frac{1}{N}\sum_{k=0}^{N-1}X(k)W_N^{(N-n)k} \tag{7.5.8}$$

参照式(7.5.2)的定义，可得

$$\mathrm{DFT}\left[X(k)\right] = \sum_{k=0}^{N-1}X(k)W_N^{nk} = x_1(n) \tag{7.5.9}$$

由式(7.5.9)可得

$$x_1(N-n) = \sum_{k=0}^{N-1}X(k)W_N^{(N-n)k} \tag{7.5.10}$$

考虑式(7.5.10)，式(7.5.8)推导为

$$x(n) = \frac{1}{N}\sum_{k=0}^{N-1}X(k)W_N^{-nk} = \frac{1}{N}\sum_{k=0}^{N-1}X(k)W_N^{(N-n)k} = \frac{1}{N}x_1(N-n) \qquad (7.5.11)$$

式(7.5.11)表明，对于傅里叶序列 $X(k)$，直接进行 FFT 运算获得 $x_1(n)$，结果顺序倒排，乘以 $1/N$，即可以获得时序序列 $x(n)$。

7.6 线性卷积的 FFT 算法

7.6.1 线性卷积的 FFT 算法

序列 $x(n)$ 和 $h(n)$ 的线性卷积如下：

$$y(n) = \sum_{m=0}^{M-1}h(m)x(n-m) \qquad (7.6.1)$$

式中，$x(n)$ 的长度为 L，$h(n)$ 的长度为 M，则式(7.6.1)的运算量近似为：$m_d = LM$。

若系统满足线性相位，即

$$h(n) = \pm h(M-1-n) \qquad (7.6.2)$$

则直接计算其线性卷积 $y(n)$ 需运算量：$m_d = LM/2$。

为了提高运算效率，采用 FFT 法以圆周卷积代替线性卷积进行卷积的计算。对于上述 $x(n)$ 和 $h(n)$ 序列，具体计算步骤如下。

步骤 1：设置圆周卷积的长度为 N，满足 $N = 2^m \geqslant M + L - 1$。

步骤 2：通过补零，将序列 $x(n)$ 和 $h(n)$ 变为长度为 N 的序列，即

$$x(n) = \begin{cases} x(n), & 0 \leqslant n \leqslant L-1 \\ 0, & L \leqslant n \leqslant N-1 \end{cases} \qquad (7.6.3)$$

$$h(n) = \begin{cases} h(n), & 0 \leqslant n \leqslant M-1 \\ 0, & M \leqslant n \leqslant N-1 \end{cases} \qquad (7.6.4)$$

则满足 $y(n) = x(n) * h(n) = x(n) \circledN h(n)$。

步骤 3：进行序列 $x(n)$、$h(n)$ 的 FFT 运算和序列 $Y(k)$ 的 IFFT 运算。

$$H(k) = \text{FFT}\big[h(n)\big], \quad \frac{N}{2}\log_2 N \qquad (7.6.5)$$

$$X(k) = \text{FFT}\big[x(n)\big], \quad \frac{N}{2}\log_2 N \qquad (7.6.6)$$

$$Y(k) = H(k)X(k), \quad N \qquad (7.6.7)$$

$$y(n) = \text{IFFT}\big[Y(k)\big], \quad \frac{N}{2}\log_2 N \qquad (7.6.8)$$

总的运算量为：$m_F = \frac{3}{2}N\log_2 N + N$。比较直接计算 m_d 和 FFT 法计算 m_F 的运算效率：

$$K_m = \frac{m_d}{m_F} = \frac{ML}{\frac{3}{2}N\log_2 N + N} \qquad (7.6.9)$$

讨论：当 $L \gg M$ ，则 $N = M + L - 1 \approx L$ ，有

$$K_m = \frac{2M}{2 + 3\log_2 L} \tag{7.6.10}$$

当 $M = 64$ ， L 的变化范围为 $[1, 10240]$ 时，效率曲线按照式 $(7.6.9)$ 计算后结果如图 7.18 所示。此例中，当 $L \leqslant 8$ 时，计算效率没有体现；当 $L > 8$ 时，随着点数的增加，FFT 运算效率快速增加；当 $L \approx 1024 \gg M = 64$ 时，计算效率开始下降。

由于在实际中往往存在 $L \gg M$ ，如果此时仍然按照上述方法进行计算，会因为大量补零而失去有效性，同时也不符合实际情况。此时需要采用分段卷积法，即将 $x(n)$ 分成许多与 $h(n)$ 长度可比的小段，然后用 FFT 算法实现，包括重叠相加法和重叠保留法。

图 7.18　直接调用 FFT 子程序计算 IFFT 流图

7.6.2　重叠相加法

已知单位抽样响应序列 $h(n)$ 的长度 M ，即

$$h(n) = \begin{cases} h(n), & 0 \leqslant n \leqslant M-1 \\ 0, & \text{其他} n \end{cases}, \quad n = 0, 1, \cdots \tag{7.6.11}$$

对长序列 $x(n)$ 分段，每段 L 点， L 与 $h(n)$ 的长度 M 等数量级，如下：

$$x_i(n) = \begin{cases} x(n), & iL \leqslant n \leqslant (i+1)L-1 \\ 0, & \text{其他} n \end{cases}, \quad i = 0, 1, \cdots \tag{7.6.12}$$

式 $(6.4.32)$ 可知，令 $N = 2^m \geqslant M + L - 1$ ，圆周卷积可以代替线性卷积，得

$$y(n) = \sum_i y_i(n) = \sum_i \left[x_i(n) * h(n) \right] = \sum_i \left[x_i(n) \otimes h(n) \right] \tag{7.6.13}$$

采用式 $(7.6.5)$ ~式 $(7.6.8)$ 完成式 $(7.6.13)$ 的运算的步骤为

(1) $X_i(k) = \text{FFT}\left[x_i(n) \right]$ ；

(2) $H(k) = \text{FFT}\left[h(n) \right]$ ；

(3) $Y_i(k) = X_i(k) \cdot H(k)$ ；

(4) $y_i(n) = \text{IFFT}\left[Y_i(k) \right]$ ；

(5) $y(n) = \sum_i y_i(n)$。

运算过程如图 7.19 所示。式(7.6.13)表明，只要将 $x(n)$ 的每一段分别与 $h(n)$ 卷积，然后将结果相加就可以得到输出序列 $y(n)$。

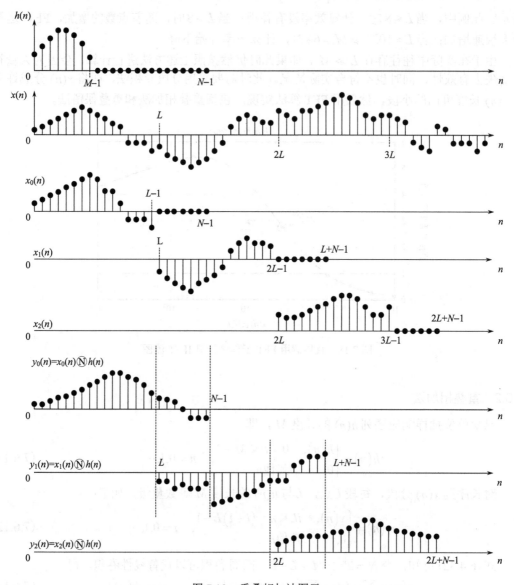

图 7.19 重叠相加法图示

7.6.3 重叠保留法

设序列 $h(n)$ 的长度 M，如式(7.6.11)所示。在图 7.20 中，对长序列 $x(n)$ 分段时相邻两段有 $M-1$ 个点重叠，即每段开始的 $M-1$ 个点是前一段的最后 $M-1$ 个点。首先右移序列 $M-1$ 个点得

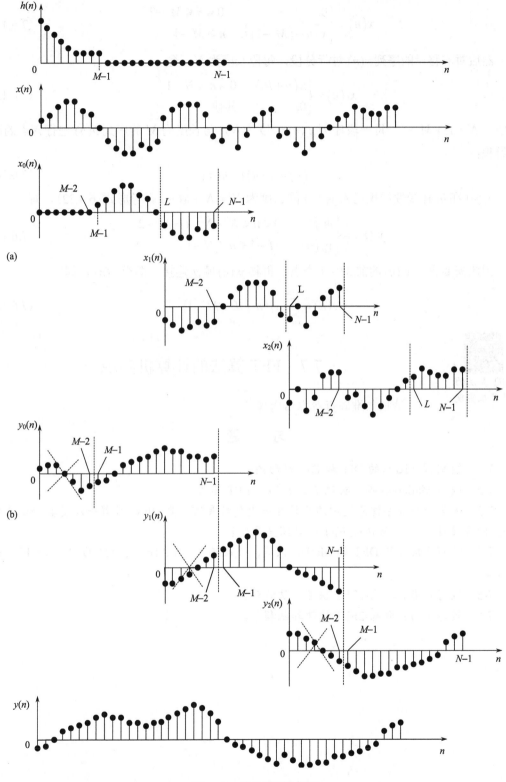

图 7.20　重叠保留法图示

$$x(n) = \begin{cases} 0, & 0 \le n \le M-2 \\ x[n-(M-1)], & n \ge M-1 \end{cases} \tag{7.6.14}$$

然后对右移后的序列 $x(n)$ 进行分段，每段长度为 N，得

$$x_i(n) = \begin{cases} x(n+iL), & 0 \le n \le N-1 \\ 0, & \text{其他} \end{cases} \tag{7.6.15}$$

式中，$N = L+M-1$。每一段序列 $x_i(n)$ 长度为 N，与长度为 M 的序列 $h(n)$ 进行 N 点的圆周卷积：

$$y_i(n) = x_i(n) \circledN h(n) \tag{7.6.16}$$

$x_i(n)$ 和 $h(n)$ 线性卷积记为 $y_{il}(n)$ 的长度为 $N' = N+M-1$。考虑式(6.4.32)，有

$$y_i(n) = \begin{cases} \text{混叠}, & 0 \le n \le N'-N-1 = M-2 \\ y_{il}(n), & M-1 \le n \le N-1 \end{cases} \tag{7.6.17}$$

因此需要舍弃 $y_i(n)$ 的前 $M-1$ 个点，再将 $y_i(n)$ 顺次连接，即得 $y(n)$，即

$$y(n) = \sum_{i=-\infty}^{+\infty} y_i(n-iL+M-1) \tag{7.6.18}$$

FFT 算法的
计算机实现

7.7 FFT 算法的计算机实现

请扫二维码查看本节内容。

习　题

7-1　绘制 $N=16$ 点的 DIT 和 DIF 蝶形图。

7-2　编写 Matlab 代码，实现 7.5 节中的 IFFT 算法。

7-3　如果一个数字信号处理芯片计算一次复数乘法需要 20ns，计算一次复数加法需要 5ns，问直接计算 DFT 和快速 FFT 的时间是多少？

7-4　编写直接计算 DFT 的 Matlab 代码，并比较 $N = 4,8,16,\cdots,1024$ 的 DFT 和 FFT 运算效率。

7-5　编写频率抽取基-2FFT 快速算法程序。

7-6　编写时间抽取基-2FFT 快速算法程序。

第8章 信号的傅里叶变换工程问题与实践

8.1 傅里叶变换的频谱泄漏

8.1.1 频谱泄漏定义

由于采样会导致信号的频谱产生错误。频谱泄漏就是对时域截断，使频谱变宽拖尾的现象。由于频谱泄漏（leakage），离散后的信号频谱只能是模拟信号频谱的近似。尽管有一些方法能够最小化频谱泄漏，如增加 $x(n)$ 长度和缓慢截断，但是不能彻底地消除该现象。因此，必须彻底理解频谱泄漏对傅里叶变换结果的影响。DFT 被严格限制在采样频率为 f_s 的 N 点的运算序列，此时频率的分辨率 $f_{analysis}(k)$ 定义为

$$f_{analysis}(k) = \frac{kf_s}{N}, \quad k = 0,1,2,\cdots,N-1 \tag{8.1.1}$$

DFT 能够准确反映出信号频率的前提是信号中包括的能量能够准确地对应在采样分辨率的频率上，也就是 $\frac{kf_s}{N}$。如果输入信号的能量在 $\frac{kf_s}{N}$ 之间，如 $\frac{1.5f_s}{N}$，则 DFT 无法准确地反映信号的频率，从而产生频谱泄漏。

8.1.2 频谱泄漏实例

假设对图 8.1(a) 中的序列进行 64 点的 DFT，该序列频率为 3。图 8.1(b) 的 DFT 表明该序列的直流分量为 0，所有能量都落在 $k=3$ 的频率上。

图 8.1 输入序列频率为 3，分析频率为 4 的示意图

图 8.1(a)中的实线是频率为 4 的分析频率(analysis frequency),该分量与序列(频率 3)的乘积为 0,也就说明信号中不含有频率为 4 的分量。

图 8.2(a)给出了一个频率为 3.4、长度为 64 的周期序列。由于频率不是整数倍,所以频谱就向其他频率进行了泄漏,如图 8.2(b)所示。$k=4$ 对应的频率不再为零,因为输入序列和 $k=4$ 的分析频率的乘积不再为零。这就是频谱泄漏——导致输入信号的频率不再严格地对应真实的频率,而是泄漏到了其他的频率上。同时,当分析有限长的信号时,频率泄漏是不可能避免的。

(a) 时域曲线

(b) 频谱

图 8.2　输入序列频率为 3.4,分析频率为 4 的示意图

8.1.3　频谱泄漏的原因

这里需要通过仔细研究频谱泄漏的原因,从而寻找最小化频率泄漏的办法。首先观察任意一个正弦信号的幅频特性。对于一个频率为 m 长度为 N 的正弦信号,其幅频响应 $X(k)$ 可以表示为

$$X(k) \approx \frac{N}{2} \cdot \frac{\sin\left[\pi(m-k)\right]}{\pi(m-k)} \tag{8.1.2}$$

$X(k)$ 曲线如图 8.3 所示,它可以用来帮助我们理解泄漏是如何发生的。图 8.3(a)的曲线包括主瓣和周期性的旁瓣。DFT 实际上是连续信号频谱的采样。当 DFT 对应的输入序列具有 m 频率的时候,没有泄漏发生。

通过实例我们可以再次阐述对于输入频率不在整数倍的频率上所发生的现象。假设一个 8kHz 的正弦序列,幅值为 1,采样频率是 32000Hz。对其进行 32 点的 DFT 运算,其频率分辨率为 $f_s/N = 32000/32\text{Hz} = 1.0\text{kHz}$。在图 8.4(a)中可以看出 8kHz 的信号出现在了

(a) 幅值响应

(b) 幅频响应

图 8.3　频率为 m 长度为 N 的实余弦序列的幅频响应

(a) 输入信号频率8.0kHz

(b) 输入信号频率8.5kHz

(c) 输入信号频率8.75kHz

图 8.4　DFT 频谱响应

8kHz 的位置，没有阐述频谱泄漏。当信号为 8.5kHz 时，图 8.4(b) 给出了频谱泄漏现象。当信号为 8.75kHz 时，图 8.4(c) 给出了频谱泄漏现象。采用计算机画出了 DFT 的频谱，因为频谱是离散的，所以产生了频谱泄漏现象。

8.1.4 利用窗函数减少频谱泄漏

窗函数被用来减少频谱泄漏。其基本原理是通过最小化公式 (8.1.2) 中函数的旁瓣幅值。也就是说在进行信号截断的时候，采用窗函数使信号首尾变化得不那么剧烈。对于一个无限长的信号，其傅里叶变换只能是其中有限长的一段。在截断信号的时候，可以采用将信号与一个窗函数进行乘积的方法，窗函数外面的信号为零。图 8.3 中公式 (8.1.2) 对应的曲线，实际上是加了矩形窗 (rectangular window) 以后的频谱。可以看出，矩形窗通过 1 和 0 直接截断了原来无限长的信号，从而导致了旁瓣的产生。为了最小化由于旁瓣导致的频谱泄漏，可以通过选择其他的窗函数来改变旁瓣的大小。这里有很多窗函数可以使用，如汉宁窗 (Hanning Window)。

8.1.5 窗函数实例

汉宁窗被用来截断图 8.2(a) 中的频率 3.4 的信号，结果显示在图 8.5(a) 中。截断后的信号的 DFT 如图 8.5(b) 所示。对比与矩形窗截断的频谱，正如我们所期待的，频谱的泄漏明显减少——旁瓣幅值变小。

(a) 64点汉宁窗与频率3.4正弦信号的乘积

(b) 汉宁窗与矩形窗乘积的DFT频率响应

图 8.5　加汉宁窗后的信号及频谱示意图

可以采用窗函数来区分两个在频率上靠得比较近的信号。幅值为 0.1 的 64 个采样的频率为 7 的正弦信号和幅值为 1 的频率为 3.4 的正弦信号混叠在一起。使用汉宁窗对信号进行截断，如图 8.6(a) 所示。当使用矩形窗进行截断时，DFT 如图 8.6(b) 方框曲线所示，由于频谱泄漏，频率为 7 的频谱，无法很好地识别。然而，从汉宁窗截断的信号的 DFT(图 8.6(b) 中三角曲线) 可以看出，频率为 7 的频谱可以识别出来。通过这个实例说明，工程上信号的截断，对信号的真实频谱的影响很大。我们必须考虑由于截断所导致的频谱泄漏对于真实频谱的影响。

(a) 64点汉宁窗与频率3.4和7的正弦信号乘积

Matlab 代码

(b) 减少频谱泄漏汉宁窗与矩形窗对比

图 8.6　通过使用窗函数提高信号的检测灵敏度

8.2　实数序列的频谱计算

利用傅里叶变换的性质，可以提高实数序列的傅里叶变换的运算效率。基本思路是：尽量减少直接的 FFT 运算次数；把长的 FFT 转换为短的 FFT 进行计算。

8.2.1　两个 N 点的实数 FFT 运算

设 $a(n)$，$b(n)$ 是两个长度为 N 的实数序列，将其分别作为实部和虚部构造复数序列 $x(n)$：

$$x(n) = a(n) + \mathrm{j}b(n), \quad n = 0,1,2,\cdots,N-1 \tag{8.2.1}$$

对 $x(n)$ 进行 N 点的 FFT 运算：

$$X(k) = \sum_{n=0}^{N-1} x(n) \mathrm{e}^{-\mathrm{j}\frac{2\pi}{N}kn} = X_r(k) + \mathrm{j}X_i(k) \tag{8.2.2}$$

根据 FFT 变换的性质，可以由 $X(k)$ 获得实部 $a(n)$ 和虚部 $b(n)$ 的傅里叶变换，公式如下：

$$X_a(k) = \frac{X^*(N-k) + X(k)}{2} \tag{8.2.3}$$

$$X_b(k) = \frac{\mathrm{j}\left[X^*(N-k) - X(k)\right]}{2} \tag{8.2.4}$$

进一步简化为

$$X_a(k) = \frac{X_r(N-k) + X_r(k) + \mathrm{j}\left[X_i(k) - X_i(N-k)\right]}{2} \tag{8.2.5}$$

$$X_b(k) = \frac{X_i(N-k) + X_i(k) + \mathrm{j}\left[X_r(N-k) - X_r(k)\right]}{2} \tag{8.2.6}$$

【例题 8.1】 已知两个序列：

$$x_{\mathrm{in1}}(t) = \sin(2\pi \cdot 1000 \cdot t) + 0.5\sin\left(2\pi \cdot 2000 \cdot t + \frac{3\pi}{4}\right)$$

$$x_{\mathrm{in2}}(t) = \sin(2\pi \cdot 500 \cdot t) + 0.5\sin\left(2\pi \cdot 1500 \cdot t + \frac{3\pi}{4}\right)$$

Matlab 代码

编写 Matlab 代码，仿真两个 N 点的实数 FFT 运算方法。结果如图 8.7 所示。

图 8.7　频率为 k 长度为 N 的实余弦序列的幅频响应

算法效率分析如表 8.1 所示，运算效率曲线如图 8.8 所示。

表 8.1　两个 N 点的实数 FFT 运算效率

	实数乘法次数	实数加法次数
2 个 N 点复数 FFT	$4N \cdot \log_2 N$	$6N \cdot \log_2 N$
2 个 N 点实数 FFT	$2N \cdot \log_2 N + N$	$3N \cdot \log_2 N + 2N$
实数乘法运算效率	$\dfrac{4N \cdot \log_2 N - (2N \cdot \log_2 N + N)}{4N \cdot \log_2 N} = \dfrac{2 \cdot \log_2 N - 1}{4 \cdot \log_2 N} \cdot 100\%$	
全部运算效率	$\dfrac{5 \cdot \log_2 N - 3}{10 \cdot \log_2 N} \cdot 100\%$	

图 8.8　运算效率示意图

8.2.2　2N 点的实数 FFT 运算

设 $a(n)$ 是长度为 $2N$ 的实数序列，可以按照 n 的奇偶分别作为实部和虚部构造复数序列 $x(n)$：

$$x(n) = a(2n) + ja(2n+1), \quad n = 0,1,2,\cdots,N-1 \tag{8.2.7}$$

$$\mathrm{FFT}\big[x(n)\big] = X(k) = X_r(k) + jX_i(k), \quad k = 0,1,2,\cdots,N-1 \tag{8.2.8}$$

序列 $a(n)$ 的 FFT 为

$$\mathrm{FFT}\big[a(n)\big] = X_a(k) = X_{a,\mathrm{real}}(k) + jX_{a,\mathrm{imag}}(k), \quad k = 0,1,2,\cdots,2N-1 \tag{8.2.9}$$

可以由 N 点的 $X(k)$ 序列获得 $2N$ 点的 $X_a(k)$ 序列的前半部分 $(k = 0,1,2,\cdots,N-1)$：

$$X_r^+(k) = \frac{X_r(k) + X_r(N-k)}{2} \tag{8.2.10}$$

$$X_r^-(k) = \frac{X_r(k) - X_r(N-k)}{2} \tag{8.2.11}$$

$$X_i^+(k) = \frac{X_i(k) + X_i(N-k)}{2} \tag{8.2.12}$$

$$X_i^-(k) = \frac{X_i(k) - X_i(N-k)}{2} \tag{8.2.13}$$

进一步 $X_a(k)$ 可以表示为

$$X_{a,\text{real}}(k) = X_r^+(k) + \cos\left(\frac{\pi k}{N}\right) \cdot X_i^+(k) - \sin\left(\frac{\pi k}{N}\right) \cdot X_r^-(k) \tag{8.2.14}$$

$$X_{a,\text{imag}}(k) = X_i^-(k) - \sin\left(\frac{\pi k}{N}\right) \cdot X_i^+(k) - \cos\left(\frac{\pi k}{N}\right) \cdot X_r^-(k) \tag{8.2.15}$$

【例题 8.2】 已知序列：$x_{\text{in}}(t) = \sin(2\pi \cdot 1000 \cdot t) + 0.5\sin\left(2\pi \cdot 2000 \cdot t + \frac{3\pi}{4}\right)$

编写 Matlab 代码，仿真 $2N$ 点的实数 FFT 运算方法 $N = 4$，结果如图 8.9 所示。

图 8.9　$2N$ 点的实数 FFT 运算方法 $N=4$

$2N$ 点实数 FFT 运算效率分析如表 8.2 所示，曲线如图 8.10 所示。

表 8.2　$2N$ 点实数 FFT 运算效率分析表

	实数乘法次数	实数加法次数
$2N$ 点复数 FFT	$4N \cdot (\log_2 N + 1)$	$6N \cdot (\log_2 N + 1)$
$2N$ 点实数 FFT	$2N \cdot \log_2 N + 8N$	$3N \cdot \log_2 N + 8N$
实数乘法运算效率	$\dfrac{\log_2 N - 2}{2 \cdot \log_2 N + 2} \cdot 100\%$	
全部运算效率	$\dfrac{5 \cdot \log_2 N - 6}{10 \cdot (\log_2 N + 1)} \cdot 100\%$	

图 8.10 2N 点的实数 FFT 运算效率

8.3 信号的移位 DFT 特性

对于周期信号，在满足采样定理的情况下，任意截取一段信号进行频谱分析，它们的频谱存在何种差异。

【例题 8.3】 已知序列：$x_{\text{in}}(t) = \sin(2\pi \cdot 1000 \cdot t) + 0.5\sin\left(2\pi \cdot 2000 \cdot t + \dfrac{3\pi}{4}\right)$

编写 Matlab 代码，仿真任意 $N=8$ 序列的幅频特性和相频特性，结果如图 8.11 所示。

Matlab 代码

图 8.11 例题 8.3 序列移位的频谱结果示意图

从图 8.11 可以看出：任意截取的一段序列长度正好等于周期序列的周期，则具有相同的幅频特性，相频特性上反映的是信号的相位差。

8.4 用 DFT 对模拟信号作频谱分析

8.4.1 模拟信号的傅里叶变换思路

对模拟信号的频谱分析就是计算信号的傅里叶变换。但是对于计算机来说，信号都是离散的，因此不能直接计算模拟信号的傅里叶变换。可以通过对模拟信号的采样，实现利用 DFT 完成模拟信号的频谱分析，具体思路如图 8.12 所示。

图 8.12　模拟信号的傅里叶变换思路

8.4.2 频率响应的参数选择

满足时域抽样定理：$f_s \geqslant 2f_m$；频域抽样分辨率：$F_0 = 1/T_0$，采样点数

$$N = \frac{T_0}{T_s} = \frac{f_s}{F_0} \tag{8.4.1}$$

信号可分析的最高频率 f_m 与频率分辨率 f_s 之间的矛盾：要增加信号最高频率 f_m 则需要增加 f_s；此时若 N 给定，则 F_0 必增加，即分辨率下降；要提高频率分辨率，即 F_0 减少；当 N 给定时，若 f_s 减小，不产生混叠，f_m 必减小。

同时提高信号最高频率和频率分辨率，需增加采样点数 N。对于模拟周期信号要求截取的长度是周期的倍数。

【例题 8.4】　假设模拟 $x_a(t) = \cos(2\pi f t + \varphi)$，式中 $f = 2\text{kHz}$，$\varphi = \pi/4$，使用 DFT 分析信号的频谱。

【解】　周期信号 $x_a(t)$ 的周期 $T = 1/f = 0.5\text{ms}$，最小采样频率 $f_{sm} = 2f = 4\text{kHz}$，实际的采样频率取 f_{sm} 的 3～4 倍，即 $f_s = 16\text{kHz}$。满足对于模拟周期信号要求截取的长度是周期的倍数，即 $T_0 = T = 0.5\text{ms}$。由式（8.4.1）可知，点数 $N = T_0/T_s = T_0 f_s = 0.5 \times 16 = 8$。得到离散时间序列为

$$x(n) = x_a(nT_s) = \cos(2\pi f nT_s + \varphi) = \cos\left(\frac{\pi n}{4} + \frac{\pi}{4}\right), \quad n = 0, 1, 2, \cdots, 7$$

对 $x(n)$ 做 8 点 FFT 计算，横轴频率分辨率 $F_0 = f_s/N = 2\text{kHz}$，横轴坐标为 nF_0，$n = 0, 1, 2, \cdots, 7$；做 16 点 FFT 计算，横轴频率分辨率 $F_0 = f_s/N = 1\text{kHz}$，横轴坐标为 nF_0，$n = 0, 1, 2, \cdots, 15$。

另设截取长度为 $T_0 = T = 0.75\text{ms}$，点数 $N = T_0/T_s = T_0 f_s = 0.75 \times 16 = 12$。此时，对 $x(n)$

做 12 点 FFT 计算，横轴频率分辨率 $F_0 = f_s / N = 4/3\text{kHz}$，横轴坐标为 nF_0，$n = 0, 1, 2, \cdots, 11$。

若截取长度为 $T_0 = T = 2.75\text{ms}$，点数 $N = T_0 / T_s = T_0 f_s = 2.75 \times 16 = 44$。

此时，对 $x(n)$ 做 44 点 FFT 计算，横轴频率分辨率 $F_0 = f_s / N = 4/11\text{kHz}$，

横轴坐标为 nF_0，$n = 0, 1, 2, \cdots, 43$。

详解

不同长度的模拟信号的傅里叶频谱如图 8.13 所示。

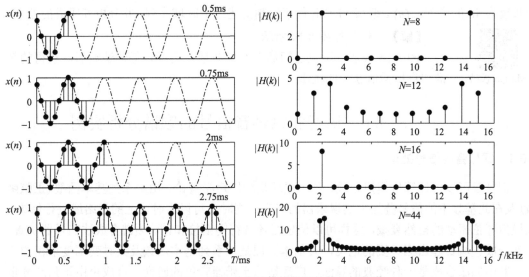

图 8.13　不同长度的模拟信号的傅里叶频谱

8.5　序列插值后的频谱变化

序列的插值后的频谱如何变化呢？在此，以一个例子进行说明。

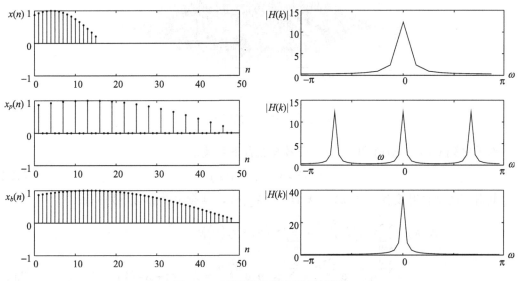

图 8.14　插值序列及其对应的频谱

【例题 8.5】 已知序列 $x(n)$ 的表达式为

$$x(n) = \cos\left(2\pi n \frac{f}{f_s} - \frac{\pi}{6}\right)$$

其中，$n = 0,1,2,\cdots,15$，信号频率 $f = 2\text{Hz}$，采样频率 $f_s = 100\text{Hz}$。将 $x(n)$ 的两点之间插入两个 0，获得长度为 48 的序列 $x_p(n)$；将 $x(n)$ 的两点之间插入两个真实的 $x(n)$ 值，同样获得长度为 48 的序列 $x_b(n)$。编写 Matlab 程序绘制上述三个时域序列，并分析其频谱的差别。

Matlab 代码

【解】 结果如图 8.14 所示。

图 8.14 表明，两点之间插入 0 的频谱，再经过低通滤波后，获得的频谱和直接插值获得的频谱一致。

8.6 语音和钢琴音信号的频谱分析实例

8.6.1 钢琴音与信号处理

钢琴音可以由计算机模拟合成，基本原理是运用声学理论，由一系列基本函数（正弦函数）及在此基频下的信号叠加来实现乐器的声音。同时，可以用时域上的包络线进行修饰，以模拟琴弦振动的自然衰减，这样可以使乐音各音符间衔接和谐。频谱合成法在乐器仿真、声音合成领域日趋占据重要的地位，其基本原理是一系列基本函数及其时变幅度乘积的叠加。其中加法合成是一种经典的算法，广泛地用于乐器音色的研究。合成声由正弦波分量叠加而得，正弦波的参数包括时变的幅度和频率。图 8.15 为"铃儿响叮当"一段音乐的截屏曲线，这是时域的信号，从中无法看出具体是什么音符。然而我们的听觉系统将时域信号转换到了频域，从而通过频率的信息听懂了相应的音符。那么音乐信号是如何合成的？时域和频域是什么关系？在此，希望通过对时域信号的频谱分析，回答这个问题。

图 8.15 一段音乐的时域信号

对于序列 $x(n)$、$x_1(n)$ 和 $x_2(n)$，信号叠加有下列关系：

$$x(n) = x_1(n) + x_2(n) \tag{8.6.1}$$

其对应的傅里叶变换为 $X(k)$、$X_1(k)$ 和 $X_2(k)$，其频率叠加有下列关系：

$$X(k) = \sum_{n=0}^{N-1} x(n) e^{-j\frac{2\pi}{N}kn} = \sum_{n=0}^{N-1}[x_1(n) + x_2(n)]e^{-j\frac{2\pi}{N}kn}$$

$$= \sum_{n=0}^{N-1} x_1(n)e^{-j\frac{2\pi}{N}kn} + \sum_{n=0}^{N-1} x_2(n)e^{-j\frac{2\pi}{N}kn} = X_1(k) + X_2(k) \tag{8.6.2}$$

对于频率为 1Hz 和 3Hz 的两个信号及其叠加信号的频谱如图 8.16 所示。

图 8.16　对应式(8.6.1)和式(8.6.2)的时域叠加特性

同理，对于两个频域叠加的信号

$$X(k) = X_1(k) + X_2(k) \tag{8.6.3}$$

$$x(n) = \sum_{k=0}^{N-1} X(k) e^{j\frac{2\pi}{N}nk} = \sum_{k=0}^{N-1} [X_1(k) + X_2(k)] e^{j\frac{2\pi}{N}nk}$$

$$= \sum_{k=0}^{N-1} X_1(k) e^{j\frac{2\pi}{N}nk} + \sum_{k=0}^{N-1} X_2(k) e^{j\frac{2\pi}{N}nk} = x_1(n) + x_2(n) \tag{8.6.4}$$

如序列由 1Hz、3Hz、5Hz、7Hz 信号组成(图 8.17(a))，傅里叶反变换后获得的时序信号如图 8.17(b)所示。

图 8.17　符合式(8.6.3)和式(8.6.4)的信号关系

将图 8.17(a) 中的四种频率信号进行提取，然后四个频率分别做傅里叶反变换，得到如图 8.18 对应的时域信号。

图 8.18　复合频率信号的时域与频域

再将图 8.18 右侧一列的四个时域信号进行叠加，获得图 8.19 所示的信号。从而通过图 8.17 和图 8.18 阐述了式(8.6.4)。

图 8.19　信号的时域叠加示意图

8.6.2　语音和钢琴音实例

下面通过钢琴音的计算机模拟和实际信号分析，来阐述信号叠加的原理。表 8.3 给出了钢琴按键对应的主频率。

表 8.3　钢琴按键对应的主频率

音名	键号	频率	键号	频率	键号	频率	键号	频率	键号	频率	键号	频率
A	1	27.500	13	55.000	25	110.000	37	220.000	49	440.000	61	880.000
B	3	30.868	15	61.735	27	123.471	39	246.942	51	493.883	63	987.767
C	4	32.703	16	65.406	28	130.813	40	261.626	52	523.251	64	1046.502
D	6	36.708	18	73.416	30	146.832	42	293.665	54	587.330	66	1174.659
E	8	41.203	20	82.407	32	164.814	44	329.628	56	659.255	68	1318.510
F	9	43.654	21	87.307	33	174.614	45	349.228	57	698.456	69	1396.913
G	11	48.999	23	97.999	35	195.998	47	391.995	59	783.991	71	1567.982

采用表 8.3 中的频率在时域中构造正弦信号，分别模拟钢琴的 C、D、E、F 音名，也就是 Do、Re、Mi 和 Fa。然后对上述四个音名的时域信号进行傅里叶变换，如图 8.20 所示。可以看出，频谱信号产生了频谱泄漏。在工程中，这种频谱泄漏是难以克服的。我们分析后认为，此频谱能够真实地反映音名的频谱，因此是符合要求的。

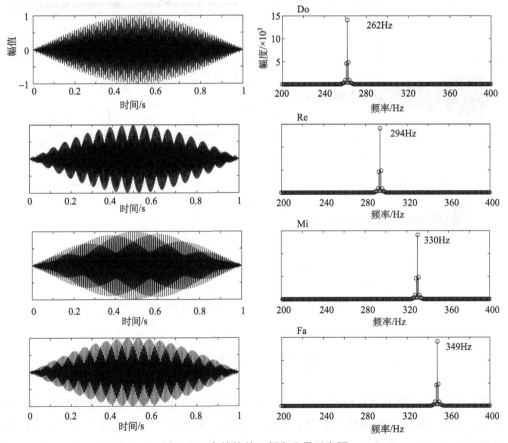

图 8.20　音符的单一频率分量示意图

以音名 Do 为例，为了保证声音的饱和，真正钢琴仿真的时候需要加入倍频信号。如图 8.21 右列中间频谱所示，合成的信号除了主频在 $F_0 = 261.626\text{Hz}$ 外，还引入了倍频信号 nF_0，$n = 1, 2, 3, \cdots$。为了验证这个倍频的结果，录制了钢琴音名为 Do 时的时域信号（图 8.21 左侧第三幅）进行分析。对该图进行傅里叶变换获得对应的频谱，可以发现信号的频谱由主谱 $F_0 = 261.626\text{Hz}$ 和倍频信号 nF_0，$n = 1, 2, 3, \cdots$ 组成。同时为了避免声音的突然中断，采用梭形波进行信号的整形。

对于人类声音我们的听觉系统能够进行识别，包括识别语音、语义，识别不同的人。因此表明声音有着特有的频率特性。频率越高我们听到的声音就越尖，但人耳最高可以听到 20000Hz 的声音，超过这个频率的声音称为超声波；频率越低听到的声音越低沉，但最低只能听见 20Hz 的声音，低于这个频率的声音称为次声波。同时，声音的大小与频率无关，它与波幅有关，也就是说声波蕴含的能量越多声音就越大。

图 8.21　音符的多频率分量示意图

8.7　信号频段非单位圆频谱分析实例

FFT 是一种很好的信号频谱分析工具，但是其存在一定的局限性：无法研究信号的某一频段，不能实现对该频段密集抽样，提高分辨率；无法研究非单位圆上的抽样值；无法快速实现需要准确计算 N 点 DFT，且 N 为大的素数；等等。这里就介绍线性调频 Z 变换（CZT）算法：对 Z 变换采用螺线抽样。

8.7.1 算法原理

N 点有限长序列，其 Z 变换：

$$X(z) = \sum_{n=0}^{N-1} x(n) z^{-n} \tag{8.7.1}$$

沿 z 平面上的一段螺线作等分角抽样点 z_k：

$$z_k = AW^{-k}, \quad k = 0, 1, \cdots, M-1 \tag{8.7.2}$$

其中

$$A = A_0 \mathrm{e}^{\mathrm{j}\theta_0}, \qquad W = W_0 \mathrm{e}^{-\mathrm{j}\phi_0} \tag{8.7.3}$$

M 为要分析的复频谱点数，则抽样点为

$$z_k = A_0 W_0^{-k} \mathrm{e}^{\mathrm{j}(\theta_0 + k\phi_0)} \tag{8.7.4}$$

基本原理如图 8.22 所示。

式 (8.7.4) 中，A_0 为起始抽样点的矢量半径长度；θ_0 为起始抽样点的相角；ϕ_0 为相邻抽样点的角度差，$\phi_0 > 0$ 为逆时针，$\phi_0 < 0$ 为顺时针；W_0 为螺线的伸展率，$W_0 > 1$ 为螺线内缩，$W_0 < 1$ 为螺线外伸，$W_0 = 1$ 为半径为 A_0 的一段圆弧，若又有 $A_0 = 1$，则表示单位圆上的一段圆弧；若又有 $\theta_0 = 0$，$\phi_0 = 2\pi / N$，$M = N$，即为序列的 DFT。

图 8.22　CZT 参数定义示意图

8.7.2 算法实现

求抽样点处的 Z 变换：

$$X(z_k) = \sum_{n=0}^{N-1} x(n) z_k^{-n} = \sum_{n=0}^{N-1} x(n) A^{-n} W^{nk}, \quad k = 0, 1, \cdots, M-1 \tag{8.7.5}$$

式 (8.7.5) 运算次数为：NM 次复乘，$(N-1)M$ 次复加。

为了采用 FFT 运算，推导如下。

令

$$nk = \frac{1}{2}\Big[n^2 + k^2 - (k-n)^2 \Big] \tag{8.7.6}$$

代入式 (8.7.5) 得

$$
\begin{aligned}
X(z_k) &= \sum_{n=0}^{N-1} x(n) A^{-n} W^{\frac{n^2}{2}} W^{-\frac{(k-n)^2}{2}} W^{\frac{k^2}{2}} \\
&= W^{\frac{k^2}{2}} \sum_{n=0}^{N-1} \left[x(n) A^{-n} W^{\frac{n^2}{2}} \right] W^{-\frac{(k-n)^2}{2}}
\end{aligned} \tag{8.7.7}
$$

令 $g(n) = x(n)A^{-n}W^{\frac{n^2}{2}}$，代入式(8.7.7)得

$$X(z_k) = W^{\frac{k^2}{2}} \sum_{n=0}^{N-1} g(n)h(k-n) = W^{\frac{k^2}{2}} \left[g(k) * h(k) \right], \quad k = 0,1,\cdots,M-1 \qquad (8.7.8)$$

系统框图如图 8.23 所示。

图 8.23 CZT 快速计算系统框图

8.7.3 CZT 算法的优点

N, M 可为不相等的任意数；ϕ_0 任意，易调整频率分辨率；周线可以是螺线，而不一定是圆弧；z_0 任意，从任意频率开始，便于窄带高分辨率分析；当 $A=1$，$M=N$，$W = e^{-j\frac{2\pi}{N}}$ 时，CZT=DFT，解决了 N 为素数的快速算法问题。

习 题

8-1 编写 Matlab 代码，分析 10Hz 的正弦信号和方波信号、三角波信号的频谱差别。

8-2 有一频谱分析用的 FFT 处理器，其抽样点数必须是 2 的整数幂，假设没有采用任何的数据处理措施，已给条件为：频率分辨率≤10Hz；信号最高频率≤4kHz。试确定以下参量：

(1) 最小记录长度 T_0；

(2) 抽样点间的最大时间间隔 T（即最小抽样频率）；

(3) 在一个记录中最少点数 N。

8-3 编写 Matlab 代码，完成本章各个小节的仿真，并分析结果。

8-4 有如下序列：

$$x(n) = 3\cos(2\pi \cdot 100nT_s) + 3\cos(2\pi \cdot 101.45nT_s) + 2\cos(2\pi \cdot 102.3nT_s)$$

$$+4\cos(2\pi \cdot 103.8nT_s) + 5\cos(2\pi \cdot 104.5nT_s)$$

采样频率为 256Hz，采样点数为 512 点。

(1) 绘制 512 点的时域信号 $x(n)$；

(2) 利用 FFT 分析信号 $x(n)$，并绘制频谱图，横轴为 Hz；

(3) 采用 chirp-Z 详细分析 100～110Hz 的频谱，调用 czt 函数实现。

(4) 绘制相关结果，观察细化的频谱，理解 chirp-Z 变换。

Matlab 代码及题解

第 9 章 无限长单位冲激响应数字滤波器设计

9.1 数字滤波器

9.1.1 数字滤波器的基本概念及分类

数字滤波器是指输入输出均为数字信号，通过一定运算关系改变输入信号所含频率成分的相对比例或者滤除某些频率成分的器件。其优点是：精度高、稳定、体积小、质量轻、灵活，不要求阻抗匹配，可实现特殊滤波功能。

数字滤波器可分为经典滤波器(选频滤波器)和现代滤波器(维纳滤波器，卡尔曼滤波器，自适应滤波器等)；按功能可分为低通、高通、带通、带阻、全通滤波器(图 9.1)。

图 9.1 各种数字滤波器的理想幅频特性

按实现的网络结构或单位抽样响应分类如下。

IIR 滤波器(N阶)，其表达式为

$$H(z) = \frac{\sum\limits_{k=0}^{M} b_k z^{-k}}{1 - \sum\limits_{k=1}^{N} a_k z^{-k}} \qquad (9.1.1)$$

FIR 滤波器（$N-1$阶），其表达式为

$$H(z) = \sum_{n=0}^{N-1} h(n) z^{-n} \qquad (9.1.2)$$

可以用一个理想函数 $H_d(\omega)$ 来描述一个理想的滤波器：

$$H_d(\omega) = \begin{cases} 1, & \text{在通带内} \\ 0, & \text{在阻带内} \end{cases} \qquad (9.1.3)$$

在通带内幅频响应是一常数；相位频率响应为零或是频率的线性函数。

使用逼近技术完成数字滤波器的设计。按设计任务，确定滤波器性能要求，制定技术指标。用一个因果稳定的离散 LTI 系统的系统函数 $H(z)$ 逼近此性能指标。利用有限精度算法实现此系统函数：如运算结构、字长的选择等。实际技术实现包括软件法、硬件法或 DSP 芯片法。

9.1.2 数字滤波器的数字要求

数字滤波器的频率响应描述如下：

$$H(e^{j\omega}) = \left| H(e^{j\omega}) \right| e^{\arg\left[H(e^{j\omega}) \right]} \qquad (9.1.4)$$

式中，$\left| H(e^{j\omega}) \right|$ 为幅频特性，表示信号通过该滤波器后各频率成分的衰减情况；$\arg\left[H(e^{j\omega}) \right]$ 为相频特性，反映频率成分通过滤波器后在时间上的延时情况。

对应式 (9.1.4) 的幅频特性曲线如图 9.2 所示，图中阴影部分确定了要逼近的滤波器的性能指标，实线为设计的滤波器的幅频曲线。

图 9.2 数字滤波器设计指标示意图

图 9.2 中各个参数满足如下描述：

$$1 - \delta_\rho \leqslant \left| H(e^{j\omega}) \right| \leqslant 1 + \delta_\rho, \quad |\omega| \leqslant \omega_\rho \qquad (9.1.5)$$

$$\left|H\left(e^{j\omega}\right)\right| \leqslant \delta_s, \quad \omega_s \leqslant |\omega| \leqslant \pi \tag{9.1.6}$$

对于无限冲激响应滤波器，即采用有理分式的系统函数去逼近；对于有限冲激响应滤波器，则采用有理多项式的系统函数去逼近。

9.1.3 表征滤波器频率响应的特征参量

模拟滤波器多用幅度平方响应描述系统特性，定义如下：

$$\left|H\left(e^{j\omega}\right)\right|^2 = H\left(e^{j\omega}\right) \cdot H^*\left(e^{j\omega}\right) = H\left(e^{j\omega}\right) \cdot H\left(e^{-j\omega}\right) = H(z) \cdot H\left(z^{-1}\right) \tag{9.1.7}$$

式中，$H(z) \cdot H\left(z^{-1}\right)$ 的极点既是共轭的，又是以单位圆成镜像对称的。

9.2 模拟低通滤波器

9.2.1 常用模拟低通滤波器

用一因果稳定的离散 LTI 系统逼近给定的性能要求，形式如下：

$$H(z) = \frac{\sum_{k=0}^{M} b_k z^{-k}}{1 - \sum_{k=1}^{N} a_k z^{-k}} \tag{9.2.1}$$

无限长单位冲激响应滤波器设计过程即为求滤波器的各系数：a_k，b_k。

s 平面逼近：模拟滤波器设计。z 平面逼近：数字滤波器设计。常用的方法为：先设计模拟滤波器，再转换为数字滤波器；计算机辅助设计法等。对于 IIR 数字滤波器，大都先将数字滤波器技术指标转变成模拟滤波器技术指标，设计模拟滤波器，再转换成数字滤波器。

常用的模拟滤波器包括：巴特沃思(Butterworth)滤波器，切比雪夫(Chebyshev)滤波器和椭圆(Ellipse)滤波器。

9.2.2 巴特沃思滤波器设计

巴特沃思滤波器的幅度平方函数为

$$\left|H_a\left(j\Omega\right)\right|^2 = \frac{1}{1 + \left(\dfrac{\Omega}{\Omega_c}\right)^{2N}} \tag{9.2.2}$$

对于所有 N，$\left|H_a\left(j\Omega\right)\right|^2\Big|_{\Omega=0} = 1$，$\left|H_a\left(j\Omega\right)\right|^2\Big|_{\Omega=\Omega_c} = 1/2$。

该式说明，$\left|H_a\left(j\Omega\right)\right|\Big|_{\Omega=\Omega_c} = 0.707$。

$$20\lg\left|H_a\left(j\Omega\right)\right|\Big|_{\Omega=\Omega_c} = -3.01\text{dB} \tag{9.2.3}$$

$\left|H_a\left(j\Omega\right)\right|^2$ 是 Ω 的单调函数，$\left|H_a\left(j\Omega\right)\right|^2$ 随着阶次 N 的增大而更接近于理想低通滤波器，其变化规律如图 9.3 所示。

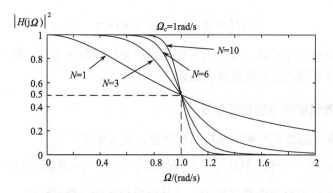

图 9.3　各阶巴特沃思滤波器幅度平方函数曲线

归一化巴特沃思滤波器为原型滤波器，截止频率 $\Omega_c = 1\mathrm{rad/s}$。其他的巴特沃思低通、高通、带通或带阻滤波器的传递函数都可以通过变换法从归一化低通原型滤波器的传递函数 $H_n(s)$ 得到。模拟系统的传递函数和频率响应之间是以 $s = \mathrm{j}\Omega$ 相联系的。

当 $\Omega_c = 1\mathrm{rad/s}$ 时，结合式 (9.2.2)，归一化低通滤波器的频率响应可以写为

$$\left|H_n(\mathrm{j}\Omega)\right|^2 = \left|H_n(\mathrm{j}\Omega) \cdot H_n(-\mathrm{j}\Omega)\right| = \frac{1}{1 + \Omega^{2N}} \tag{9.2.4}$$

考虑 $\mathrm{j}\Omega = s$，式 (9.2.4) 可以推导为

$$\left|H_n(s) \cdot H_n(-s)\right| = \frac{1}{1 + \left(\dfrac{s}{\mathrm{j}}\right)^{2N}} \tag{9.2.5}$$

式 (9.2.5) 的极点为 $1 + (s/\mathrm{j})^{2N} = 0$，$s^{2N} = -1(\mathrm{j})^{2N} = (-1)^{N+1}$。

$$s^{2N} = \begin{cases} \mathrm{e}^{\mathrm{j}2\pi k}, & \text{当} N \text{为奇数时} \\ \mathrm{e}^{\mathrm{j}(2\pi k + \pi)}, & \text{当} N \text{为偶数时} \end{cases} \tag{9.2.6}$$

当 N 为奇数时，极点 $s_k = \mathrm{e}^{\mathrm{j}\frac{\pi}{N}k}$，$k = 0,1,2,\cdots,2N-1$。

当 N 为偶数时，极点 $s_k = \mathrm{e}^{\mathrm{j}\left[\frac{\pi}{N}k + \frac{\pi}{2N}\right]}$，$k = 0,1,2,\cdots,2N-1$。

图 9.5 给出了上述极点分布示意图。

图 9.4　N 为奇数极点分布图　　　　图 9.5　N 为偶数极点分布图

从图 9.4 和图 9.5 可以看出：极点在 s 平面呈象限对称，分布在巴特沃思圆上，共 $2N$ 点；极点间的角度间隔为 $\dfrac{\pi}{N}\mathrm{rad}$；极点不落在虚轴上；$N$ 为奇数，实轴上有极点（图 9.4），N 为偶数，实轴上无极点（图 9.5）。

如果希望滤波器 $H_n(s)$ 是一个稳定的因果系统，则应选择左半 s 平面上的极点作 $H_n(s)$ 的极点；而让右半 s 平面上的极点包含到 $H_n(-s)$。即

$$H_n(s) = \frac{1}{\prod(s-s_k)} = \frac{1}{B_n(s)}, \quad s_k \text{ 在左半 } s \text{ 平面中} \tag{9.2.7}$$

式中，$B_n(s)$ 可以展开成一个 N 阶巴特沃思多项式。

由 $\left|H_a(\mathrm{j}\Omega)\right|^2$ 确定 $H_a(s)$ 的方法步骤如下：

（1）由幅度平方函数得象限对称的 s 平面函数；

（2）将 $H_a(s)H_a(-s)$ 因式分解，得到各零极点；

（3）对比 $H_a(\mathrm{j}\Omega)$ 和 $H_a(s)$，确定增益常数；

（4）由零极点及增益常数，得 $H_a(s)$。

【例题 9.1】 已知幅度平方函数：

$$\left|H_a(\mathrm{j}\Omega)\right|^2 = \frac{16(25-\Omega^2)^2}{(49+\Omega^2)(36+\Omega^2)}$$

求系统函数 $H_a(s)$。

【解】 因为 $s = \mathrm{j}\Omega$，上式得

$$H_a(s) \cdot H_a(-s) = \left|H_a(\mathrm{j}\Omega)\right|^2\Big|_{\Omega^2=-s^2} = \frac{16(25+s^2)^2}{(49-s^2)(36-s^2)}$$

分母为 0，极点：$s = \pm 7$，$s = \pm 6$，零点：$s = \pm\mathrm{j}5$（二阶）。

考虑系统的稳定性，选择左半平面的极点，因此 $H_a(s)$ 的极点：$s = -7$，$s = -6$，零点：$s = \pm\mathrm{j}5$。

设增益常数为 K_0，$H_a(s) = \dfrac{K_0(s^2+25)}{(s+7)(s+6)}$。

由 $H_a(s)\big|_{s=0} = H_a(\mathrm{j}\Omega)\big|_{\Omega=0}$，得 $K_0 = 4$。所以，

$$H_a(s) = \frac{4(s^2+25)}{(s+7)(s+6)} = \frac{4s^2+100}{s^2+13s+42}$$

设计低通滤波器时，给出如下的设计指标：在通带内 Ω_1 处的增益不能低于 k_1；在阻带内 Ω_2 处的衰减至少为 k_2；$0 \geqslant 20\lg\left|H(\mathrm{j}\Omega)\right| \geqslant k_1$ 时，$\Omega \leqslant \Omega_1$；$20\lg\left|H(\mathrm{j}\Omega)\right| \leqslant k_2$ 时，$\Omega \geqslant \Omega_2$，如图 9.6 所示。

对于巴特沃思滤波器

$$\left|H_a(\mathrm{j}\Omega)\right|^2 = \frac{1}{1+\left(\dfrac{\Omega}{\Omega_c}\right)^{2N}}$$

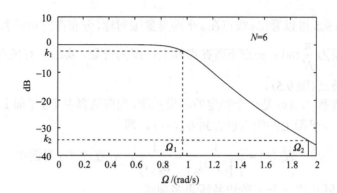

图 9.6 巴特沃思滤波器频谱图

联立方程组

$$\begin{cases} 10\lg\left\{1 \middle/ \left[1+\left(\dfrac{\Omega_1}{\Omega_c}\right)^{2N}\right]\right\} \geqslant k_1 \\[4mm] 10\lg\left\{1 \middle/ \left[1+\left(\dfrac{\Omega_2}{\Omega_c}\right)^{2N}\right]\right\} \leqslant k_2 \end{cases} \tag{9.2.8}$$

由式(9.2.8)得

$$\left(\frac{\Omega_1}{\Omega_2}\right)^{2N} \geqslant \left(10^{-0.1k_1}-1\right)\middle/\left(10^{-0.1k_2}-1\right) \tag{9.2.9}$$

已知技术指标的情况下得

$$N \geqslant \frac{\lg\left[\left(10^{-0.1k_1}-1\right)\middle/\left(10^{-0.1k_2}-1\right)\right]}{2\lg\left(\dfrac{\Omega_1}{\Omega_2}\right)} \tag{9.2.10}$$

再利用下式求 Ω_c

$$\Omega_c = \frac{\Omega_1}{\left(10^{-0.1k_1}-1\right)^{1/(2N)}} \tag{9.2.11}$$

$$\Omega_c = \frac{\Omega_2}{\left(10^{-0.1k_2}-1\right)^{1/(2N)}} \tag{9.2.12}$$

利用 $s = s/\Omega_c$ 进行 $H_n(s)$ 替换，获得 $H(s)$。

【例题 9.2】 设计一巴特沃思低通滤波器，要求在20rad/s处的幅频响应衰减不多于 -2dB ; 在30rad/s处的衰减大于 -10dB。

【解】 (1)技术指标为：$\Omega_1 = 20$rad/s , $k_1 = -2$dB , $\Omega_2 = 30$rad/s , $k_2 = -10$dB。

将上述四个技术指标代入式(9.2.10)中，得 $N = 3.37$ ，向大数取整 $N = 4$ 。

表格

将 $N = 4$ ， Ω_1 和 k_1 代入式(9.2.11)(或者式(9.2.12))求得 $\Omega_c = 21.387$rad/s 。

(2)查表。根据 $N = 4$ 查表获得 $H_n(s)$ 的表达式：

$$H_4(s) = \frac{1}{(1+0.765s+s^2)(1+1.848s+s^2)}$$

(3) 替换 $s = s/\Omega_c$，代入 $H_4(s)$ 得

$$H(s) = H_4(s)\Big|_{s=\frac{s}{21.387}} = \frac{0.209 \times 10^6}{(457.4+16.37s+s^2)(457.4+39.52s+s^2)}$$

9.2.3 切比雪夫滤波器

切比雪夫滤波器可以分为两类。其中第一类通带内有起伏波纹；第二类阻带内有起伏波纹，其幅频特性如图 9.7 和图 9.8 所示。

图 9.7　第一类切比雪夫滤波器的幅度特性(通带波纹 2dB)

图 9.8　第二类切比雪夫滤波器的幅度特性

第一类切比雪夫低通滤波器归一化后的原型平方幅频响应表达式为

$$\left|H_n(j\Omega)\right|^2 = \frac{1}{1+\varepsilon^2 T_N^2(\Omega)} \tag{9.2.13}$$

第一类切比雪夫滤波器主要特性指标为：幅频特性在通带内，在 1 和 $1/\sqrt{1+\varepsilon^2}$ 之间做等波纹振荡起伏，在截止频率 $\Omega_c = 1$ 处的值为 $1/\sqrt{1+\varepsilon^2}$；幅频特性在过渡区和阻带内单调下降，当其幅度减小到 $1/A$ 处时的频率称为阻带截止频率 Ω_{st}。

(1) 幅度函数特点。

$$\left|H_a(j\Omega)\right| = \frac{1}{\sqrt{1+\varepsilon^2 C_N^2\left(\dfrac{\Omega}{\Omega_c}\right)}} \tag{9.2.14}$$

N 为奇数时 $\left|H_a(j\Omega_0)\right| = 1$；$N$ 为偶数 $\left|H_a(j\Omega_0)\right| = 1/\sqrt{1+\varepsilon^2}$；$\Omega = \Omega_c$ 时 $\left|H_a(j\Omega)\right|$ $= 1/\sqrt{1+\varepsilon^2}$。

$\Omega < \Omega_c$ 通带内：在 1 和 $1/\sqrt{1+\varepsilon^2}$ 间等波纹起伏；$\Omega > \Omega_c$ 通带外：迅速单调下降趋向 0。

（2）技术指标及设计方法。

通带起伏波纹 ε，阻带 Ω_s 处的衰减 $1/A^2$。阶数 N 为

$$N \geqslant \frac{\lg\left[g+\sqrt{(g^2-1)}\right]}{\lg\left[\Omega_s+\sqrt{(\Omega_s^2-1)}\right]} \tag{9.2.15}$$

式中

$$g=\sqrt{(A^2-1)}/\varepsilon^2 \tag{9.2.16}$$

$$A=1/\left|H_N(j\Omega_s)\right| \tag{9.2.17}$$

$$\Omega=\Omega_c, \quad \left|H_a(j\Omega)\right|=1/\sqrt{1+\varepsilon^2} \tag{9.2.18}$$

【例题 9.3】 设计一切比雪夫低通滤波器，满足下述指标：通带内的波纹起伏不大于 -2dB；截止频率为 40rad/s；阻带 52rad/s 处的衰减大于 -20dB。

【解】 （1）归一化处理。本题中的截止频率 $\Omega_c=\Omega_p=40$rad/s，因此修正系数为 $1/40$。修正后

$$\Omega_c=\frac{\Omega_s}{40}=1\text{rad/s}, \quad \Omega_s=\frac{52}{40}=1.3\text{rad/s}$$

（2）求 ε，需要求中间系数 A 和 g。

$\Omega=\Omega_c=1\text{rad/s}$，代入式（9.2.18），则

$$20\lg\left|H_a(j\Omega_c)\right|=20\lg\left(\frac{1}{\sqrt{1+\varepsilon^2}}\right)=-2$$

$$\varepsilon=\sqrt{10^{0.2}-1}=0.765$$

考虑式（9.2.17）有

$$20\lg\left|H_N(j\Omega_s)\right|=20\lg\left(\frac{1}{A}\right)=-20$$

$$A=10$$

将 $A=10$，$\varepsilon=0.765$ 代入式（9.2.16）得

$$g=\frac{\sqrt{(A^2-1)}}{\varepsilon^2}=13.01$$

（3）求滤波器阶数 N。考虑式（9.2.15），代入 g 和 Ω_s 得

$$N \geqslant \frac{\lg\left[g+\sqrt{(g^2-1)}\right]}{\lg\left[\Omega_s+\sqrt{(\Omega_s^2-1)}\right]}=4.3=5$$

（4）查表 $\varepsilon=0.765$，$N=5$ 得

表格

$$H_5(s)=\frac{K}{V_N(s)}=\frac{b_0}{b_0+b_1s+b_2s^2+b_3s^3+b_4s^4+s^5}$$

$$=\frac{0.081}{0.081+0.459s+0.693s^2+1.499s^3+0.706s^4+s^5}$$

查表也可以获得极点的形式：

$$H_5(s) = \frac{0.081}{(s+0.21)(s+0.06-j0.97)(s+0.06+j0.97)(s+0.17-j0.6)(s+0.17+j0.6)}$$

$$= \frac{0.081}{(s+0.21)(s^2+0.135s+0.95)(s^2+0.35s+0.39)}$$

(5)本题中截止频率 $\Omega_c = 40\text{rad/s}$，利用 $s = s/40$ 进行替换，得

$$H_d(s) = H_5(s)\big|_{s=\frac{s}{40}} = \frac{8.37 \times 10^6}{(s+8.73)(s^2+5.39s+1520)(s^2+14.1s+627)}$$

9.2.4　椭圆滤波器

椭圆滤波器特点：幅值响应在通带和阻带内都是等波纹的，如图 9.9 所示。对于给定的阶数和给定的波纹要求，椭圆滤波器能获得较其他滤波器最窄的过渡带宽，就这点而言，椭圆滤波器是最优的。

图 9.9　椭圆滤波器幅度函数图

上面讨论了三种最常用模拟低通滤波器的特性和设计方法，设计时按照指标要求，合理选用。一般，椭圆滤波器的阶次可最低，切比雪夫次之，巴特沃思最高，参数的灵敏度则恰恰相反。

9.3　冲激响应不变法滤波器设计

无限冲激响应系统，就是其冲激响应 $h(n)$ $(n = 0,1,2,\cdots,\infty)$ 无限长，其系统函数表示为

$$H(z) = \sum_{n=0}^{+\infty} h(n)z^{-n} = \frac{\displaystyle\sum_{r=0}^{M} b_r z^{-r}}{1 - \displaystyle\sum_{k=1}^{N} a_k z^{-k}} \tag{9.3.1}$$

由于模拟滤波器设计技巧已非常成熟，并且模拟滤波器有现成的公式。因此传统设计无限冲激响应数字滤波器的方法是：先根据技术指标设计出相应的模拟滤波器，然后再将设计好的模拟滤波器变换成满足预定指标的数字滤波器。

具体步骤如下：

(1)将数字滤波器指标 ω 变换成模拟滤波器指标 Ω；

(2)根据指标 Ω 设计模拟滤波器 $H(s)$；

(3)再将模拟滤波器 $H(s)$ 映射为数字滤波器 $H(z)$。

其中模拟滤波器映射为数字滤波器必须满足：一个稳定的模拟系统能映射成一个具有相同幅频特性稳定的数字系统。即 s 平面上的虚轴 $\mathrm{j}\Omega$ 映射成 z 平面上的单位圆 $|z|=1$；s 平面的左半平面上的点 $\sigma<0$，映射成 z 平面上的单位圆内 $|z|<1$。如图 9.10 所示。

图 9.10 $\quad s$ 平面与 z 平面的映射关系图

冲激响应不变法是指使数字滤波器的冲激响应(即单位取样响应)序列 $h(n)$ 等于模拟滤波器的冲激响应 $h_a(t)$ 的采样值，即

$$h(n)=h_a(t)\big|_{t=nT}=h_a(nT) \tag{9.3.2}$$

系统函数 $\qquad H(z)=Z\big[h(n)\big]=Z\big[h_a(t)\big|_{t=nT}\big]$

有 $h_a(t)=\mathscr{L}^{-1}\big[H(s)\big]$，系统函数可以描述为

$$H(z)=Z\big[h(n)\big]=Z\big[h_a(t)\big|_{t=nT}\big]=Z\big\{\mathscr{L}^{-1}\big[H(s)\big]\big|_{t=nT}\big\} \tag{9.3.3}$$

式 (9.3.3) 完成了 $H(s)\rightarrow h_a(t)\rightarrow h_a(nT)=h(n)\rightarrow H(z)$ 的映射过程。

冲激响应不变法 s 平面和 z 平面的对应关系如下。

设模拟滤波器的系统函数 $H(s)$ 只有单阶极点，且假定分母的阶次大于分子的阶次。展开部分分式为

$$H(s)=\sum_{k=1}^{N}\frac{A_k}{s-s_k} \tag{9.3.4}$$

其相应的冲激响应 $h_a(t)$ 是 $H(s)$ 的拉普拉斯反变换，即

$$h(n)=h_a(nT)=\sum_{k=1}^{N}A_k\mathrm{e}^{s_k nT}u(n)=\sum_{k=1}^{N}A_k\big(\mathrm{e}^{s_k T}\big)^n u(n) \tag{9.3.5}$$

对式 (9.3.5) 的 $h(n)$ 求 Z 变换，得数字滤波器系统函数

$$H(z)=Z\big[h(n)\big]=\sum_{n=-\infty}^{+\infty}h(n)z^{-n}=\sum_{n=0}^{+\infty}\sum_{k=1}^{N}A_k\big(\mathrm{e}^{s_k T}z^{-1}\big)^n$$

$$=\sum_{k=1}^{N}A_k\sum_{n=0}^{+\infty}\big(\mathrm{e}^{s_k T}z^{-1}\big)^n=\sum_{k=1}^{N}\frac{A_k}{1-\mathrm{e}^{s_k T}z^{-1}} \tag{9.3.6}$$

即映射过程为

$$H(s)=\sum_{k=1}^{N}\frac{A_k}{s-s_k}\quad\Rightarrow\quad H(z)=\sum_{k=1}^{N}\frac{A_k}{1-\mathrm{e}^{s_k T}z^{-1}}$$

数字滤波器的冲激响应 $h(n)$ 是模拟滤波器的冲激响应 $h_a(t)$ 的取样，那么数字滤波器的频率响应 $H(\mathrm{e}^{\mathrm{j}\omega})$ 就会是模拟滤波器频率响应 $H_a(\mathrm{j}\Omega)$ 的周期延拓。

已知

$$H\left(\mathrm{e}^{\mathrm{j}\omega}\right) = \frac{1}{T} \sum_{k=-\infty}^{+\infty} H_a\left(\mathrm{j}\frac{\omega}{T} + \mathrm{j}\frac{2\pi}{T}k\right), \quad |\omega| < \pi \tag{9.3.7}$$

可知

$$H(z) = \frac{1}{T} \sum_{k=-\infty}^{+\infty} H_a\left(s + \mathrm{j}\frac{2\pi}{T}k\right) \tag{9.3.8}$$

由式 (9.3.8) 可知，只有当模拟滤波器 $H_a(s)$ 是带限时，即当 $|\Omega| \geqslant \dfrac{\pi}{T}$ 时的 $H_a(\mathrm{j}\Omega) = 0$ 的条件下才有 $H(z) = \dfrac{1}{T} H_a(s)$。映射示意图如图 9.11 所示。

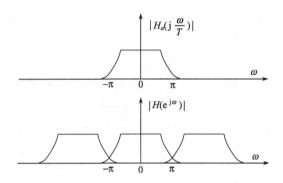

图 9.11　冲激响应不变法中的频率混叠示意图

s 平面和 z 平面的映射关系为 $z = \mathrm{e}^{sT}$，s 是复数，定义为 $s = \sigma + \mathrm{j}\Omega$，分析两个平面之间的对应关系：

$$z = \mathrm{e}^{sT} = \mathrm{e}^{(\sigma + \mathrm{j}\Omega)T} = \mathrm{e}^{\sigma T} \cdot \mathrm{e}^{\mathrm{j}\Omega T} = \mathrm{e}^{\sigma T} \cdot \mathrm{e}^{\mathrm{j}\omega}$$

$$|z| = \left|\mathrm{e}^{\sigma T} \cdot \mathrm{e}^{\mathrm{j}\omega}\right| = \left|\mathrm{e}^{\sigma T}\right| \cdot \left|\mathrm{e}^{\mathrm{j}\omega}\right| = \mathrm{e}^{\sigma T}$$

①当 $\sigma < 0$，s 左半平面时，$|z| < 1$，z 平面单位圆内；②当 $\sigma = 0$，s 平面虚轴上时，$|z| = 1$，z 平面单位圆上；③当 $\sigma > 0$，s 右半平面时，$|z| > 1$，z 平面单位圆外。因此，实现了稳定的模拟系统映射为稳定的数字系统。

【例题 9.4】　设模拟滤波器的系统函数为

$$H_a\left(s\right) = \frac{2}{s^2 + 4s + 3} = \frac{1}{s+1} - \frac{1}{s+3}$$

试用冲激响应不变法，设计 IIR 数字滤波器。

【解】　据题意，得数字滤波器的系统函数：

$$H(z) = \frac{T}{1 - \mathrm{e}^{-T}z^{-1}} - \frac{T}{1 - \mathrm{e}^{-3T}z^{-1}} = \frac{T(\mathrm{e}^{-T} - \mathrm{e}^{-3T})z^{-1}}{1 - (\mathrm{e}^{-T} + \mathrm{e}^{-3T})z^{-1} + \mathrm{e}^{-4T}z^{-2}}$$

设 $T = 1\mathrm{s}$，则

$$H(z) = \frac{0.318z^{-1}}{1 - 0.4177z^{-1} + 0.01831z^{-2}}$$

$$H(s) = \sum_{k=1}^{N} \frac{A_k}{s - s_k} \quad \Rightarrow \quad H(z) = \sum_{k=1}^{N} \frac{TA_k}{1 - e^{s_k T} z^{-1}}$$

模拟滤波器的频率响应：

$$H_a(j\Omega) = \frac{2}{(3 - \Omega^2) + j4\Omega}$$

数字滤波器的频率响应：

$$H(e^{j\omega}) = \frac{0.318e^{-j\omega}}{1 - 0.4177e^{-j\omega} + 0.01831e^{-2j\omega}}$$

幅频特性曲线如图9.12所示，图9.12(a)表示模拟信号的幅频特性，图9.12(b)表示映射以后的数字滤波器幅频特性，可以看出产生了混叠失真。

Matlab 代码

图9.12 $H_a(j\Omega)$ 和 $H(e^{j\omega})$ 频谱特性图

冲激响应不变法的优点：$h(n)$ 完全模仿模拟滤波器的单位抽样响应 $h_a(t)$ 时域逼近良好，保持线性关系 $\omega = \Omega T$。线性相位模拟滤波器转变为线性相位数字滤波器。

冲激响应不变法的局限性：频率响应混叠，只适用于限带的低通、带通滤波器。

9.4 双线性映射法

9.4.1 双线性变换原理

冲激响应不变法的主要缺点是频谱交叠产生的混淆，这是从 s 平面到 z 平面的映射关系 $z = e^{sT}$ 的多值对应关系导致的。为了克服这一缺点，设想变换分为以下两步。

第一步：将整个 s 平面压缩到 s_1 平面的一条横带里。

第二步：通过标准变换关系 $z = e^{s_1 T}$ 将此横带变换到整个 z 平面上。

通过增加一次到 s_1 平面的映射，实现了 s 平面与 z 平面一一对应的单值关系，消除多值性，也就消除了混淆现象。映射过程见图9.13。

图 9.13　双线性变换映射关系

通过正切函数，实现无穷的 s 平面到带限的 s_1 平面的映射，正切函数的映射关系如图 9.14 所示。

令

$$\Omega = \tan\frac{\Omega_1 T}{2} = \frac{\sin\dfrac{\Omega_1 T}{2}}{\cos\dfrac{\Omega_1 T}{2}} = \frac{\dfrac{e^{j\frac{\Omega_1 T}{2}} - e^{-j\frac{\Omega_1 T}{2}}}{2j}}{\dfrac{e^{j\frac{\Omega_1 T}{2}} + e^{-j\frac{\Omega_1 T}{2}}}{2}} \quad (9.4.1)$$

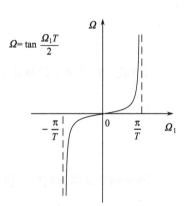

图 9.14　s 平面到带限的 s_1 平面的映射关系

有 $s = j\Omega$ 和 $s_1 = j\Omega_1$，结合式 (9.4.1)，得

$$s = j\Omega = \frac{e^{j\frac{\Omega_1 T}{2}} - e^{-j\frac{\Omega_1 T}{2}}}{e^{j\frac{\Omega_1 T}{2}} + e^{-j\frac{\Omega_1 T}{2}}} = \frac{e^{\frac{s_1 T}{2}} - e^{-\frac{s_1 T}{2}}}{e^{\frac{s_1 T}{2}} + e^{-\frac{s_1 T}{2}}} \quad (9.4.2)$$

式 (9.4.2) 分子分母 $\times e^{-\frac{s_1 T}{2}}$，得

$$s = \frac{\left(e^{\frac{s_1 T}{2}} - e^{-\frac{s_1 T}{2}}\right) \times e^{-\frac{s_1 T}{2}}}{\left(e^{\frac{s_1 T}{2}} + e^{-\frac{s_1 T}{2}}\right) \times e^{-\frac{s_1 T}{2}}} = \frac{1 - e^{-s_1 T}}{1 + e^{-s_1 T}} \quad (9.4.3)$$

已知：$z = e^{s_1 T}$，式 (9.4.2) 有

$$s = \frac{1 - e^{-s_1 T}}{1 + e^{-s_1 T}} = \frac{1 - z^{-1}}{1 + z^{-1}} \quad (9.4.4)$$

因此从 s 平面到 z 平面的双线性变换关系为

$$z = \frac{1 + s}{1 - s} \quad (9.4.5)$$

为使模拟滤波器某一频率与数字滤波器的任一频率有对应关系，引入系数 c：

$$\Omega = c \cdot \tan\frac{\Omega_1 T}{2} \quad (9.4.6)$$

考虑到式 (9.4.6)，式 (9.4.4) 改写为

$$s = c\frac{1 - z^{-1}}{1 + z^{-1}} \quad (9.4.7)$$

同时有

$$z = \frac{c+s}{c-s} \tag{9.4.8}$$

9.4.2 变换常数 c 的选择

(1)低频处有较确切的对应关系：$\Omega \approx \Omega_1$。

结合式(9.4.6)和低频时 $\tan\alpha = \alpha$，则有

$$\Omega_1 \approx \Omega = c \cdot \tan\left(\frac{\Omega_1 T}{2}\right) \approx c \cdot \frac{\Omega_1 T}{2} \tag{9.4.9}$$

$$c = \frac{2}{T} \tag{9.4.10}$$

(2)某一特定频率严格相对应：$\Omega_c \leftrightarrow \omega_c$。

$$\Omega_c = c \cdot \tan\frac{\Omega_{1c} T}{2} = c \cdot \tan\frac{\omega_c}{2} \tag{9.4.11}$$

$$c = \Omega_c \cdot \cot\frac{\omega_c}{2} \tag{9.4.12}$$

特定频率处频率响应严格相等，可以较准确地控制截止频率位置

9.4.3 映射逼近情况

由式(9.4.7)及 $z = \mathrm{e}^{\mathrm{j}\omega}$ 可得

$$s = c\frac{1-z^{-1}}{1+z^{-1}} = c\frac{\left(1-\mathrm{e}^{-\mathrm{j}\omega}\right)\times\mathrm{e}^{\mathrm{j}\frac{\omega}{2}}}{\left(1+\mathrm{e}^{-\mathrm{j}\omega}\right)\times\mathrm{e}^{\mathrm{j}\frac{\omega}{2}}} = c\frac{\mathrm{e}^{\mathrm{j}\frac{\omega}{2}}-\mathrm{e}^{-\mathrm{j}\frac{\omega}{2}}}{\mathrm{e}^{\mathrm{j}\frac{\omega}{2}}+\mathrm{e}^{-\mathrm{j}\frac{\omega}{2}}}$$

$$= c\frac{2\mathrm{j}\sin\frac{\omega}{2}}{2\cos\frac{\omega}{2}} = \mathrm{j}c \cdot \tan\frac{\omega}{2} = \mathrm{j}\Omega \tag{9.4.13}$$

推导为

$$\Omega = c \cdot \tan\frac{\omega}{2} \tag{9.4.14}$$

由 $s = \sigma + \mathrm{j}\Omega$，代入式(9.4.8)得

$$z = \frac{c+s}{c-s} = \frac{c+\sigma+\mathrm{j}\Omega}{c-\sigma-\mathrm{j}\Omega} \tag{9.4.15}$$

由式(9.4.15)得

$$|z| = \frac{\sqrt{(c+\sigma)^2 + \Omega^2}}{\sqrt{(c-\sigma)^2 + \Omega^2}} \tag{9.4.16}$$

根据式(9.4.16)分析 s 平面到 z 平面的映射关系：①当 $\sigma < 0$ 时，$|z| < 1$，s 平面左半平面映射到 z 平面单位圆内；②当 $\sigma > 0$ 时，$|z| > 1$，s 平面右半平面映射到 z 平面单位圆外；

③当 $\sigma=0$ 时，$|z|=1$，s 平面虚轴映射到 z 平面单位圆上。

9.4.4　优缺点

（1）优点：避免了频率响应的混叠现象。

$$\Omega = c \cdot \tan \frac{\omega}{2}$$

s 平面到 z 平面的单值映射变换：

$$\Omega > 0 \to \omega > 0$$
$$\Omega < 0 \to \omega < 0$$
$$\Omega \to \infty \to \omega = \pi$$

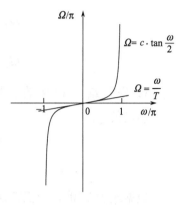

图 9.15　双线性变换的
频率非线性关系

（2）缺点：除了零频率附近，Ω 与 ω 之间严重非线性。线性相位模拟滤波器映射为非线性相位数字滤波器。只能要求模拟滤波器的幅频响应为分段常数型，否则会产生畸变。非线性关系如图 9.15 所示。

图 9.15 可以看出 $\Omega_1 = \dfrac{\omega_1}{T}$，同时 $\omega = 2 \cdot \arctan\left(\dfrac{\Omega_1}{c}\right) \neq \omega_1$。

9.4.5　预畸变

为了避免发生频率响应的混叠现象，采用预畸变。给定数字滤波器的截止频率 ω_1，利用预畸变获得模拟滤波器的 Ω_1，有

$$\Omega_1 = c \cdot \tan \frac{\omega_1}{2} \tag{9.4.17}$$

按 Ω_1 设计模拟滤波器，经双线性变换后，即可得到以 ω_1 为截止频率的数字滤波器，映射过程如图 9.16 所示。

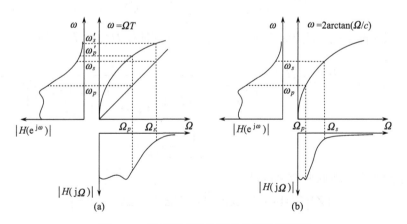

图 9.16　双线性变换的频率非线性预畸变

【**例题 9.5**】　试用双线性变换法设计一低通数字滤波器，并满足下述技术要求：①通带和阻带都是频率的单调下降函数，而无起伏；②频率在 0.5π 处的衰减为 $-3.01\mathrm{dB}$；③在

0.75π 处的幅度衰减至少为–15dB。采样周期为 1s。

【解】 根据题意，显然要先设计一个原型巴特沃思低通滤波器。

(1) 利用 $T=1$ 对技术要求频率先进行预畸变。

要设计的数字滤波器指标为：$\omega_p = 0.5\pi$ 和 $\omega_s = 0.75\pi$，利用预畸变：

$$\Omega_p = \frac{2}{T}\tan\frac{\omega_p}{2} = 2\tan\frac{0.5\pi}{2} = 2.000\,\text{rad/s}$$

$$\Omega_s = \frac{2}{T}\tan\frac{\omega_s}{2} = 2\tan\frac{0.75\pi}{2} = 4.828\,\text{rad/s}$$

(2) 根据 Ω_p、Ω_s 处的技术要求设计模拟低通滤波器。

满足条件：

$$0 \geqslant 20\lg\left|H_a(\text{j}2)\right| \geqslant -3.01\text{dB} = k_1$$

$$20\lg\left|H_a(\text{j}4.828)\right| \leqslant -15\text{dB} = k_2$$

根据式 (9.2.10)，求巴特沃思滤波器阶数 N：

$$N \geqslant \frac{\lg\left[\left(\dfrac{10^{0.301}-1}{10^{1.5}-1}\right)\right]}{2\lg\left(\dfrac{2}{4.828}\right)} = 1.941$$

所以选 $N=2$。

根据式 (9.2.11)，求滤波器的截止频率 Ω_c：

$$\Omega_c = \frac{2.000}{(10^{0.301}-1)^{0.25}} = 2$$

根据先验公式，可求得模拟滤波器的系统函数为

$$H_a(s) = \left.\frac{1}{1+\sqrt{2}s+s^2}\right|_{s\to\frac{s}{2}} = \frac{4}{4+2\sqrt{2}s+s^2}$$

(3) 利用双线性变换公式 (9.4.7) 将求得的 $H_a(s)$ 变换成 $H(z)$ ($T=1$)：

$$\frac{Y(Z)}{X(Z)} = H(Z) = \left.H_a(s)\right|_{s=2\frac{1-z^{-1}}{1+z^{-1}}} = \frac{4}{4+2\sqrt{2}\dfrac{2(1-z^{-1})}{1+z^{-1}}+\left[\dfrac{2(1-z^{-1})}{1+z^{-1}}\right]^2}$$

$$= \frac{1+2z^{-1}+z^{-2}}{3.414+0.586z^{-2}}$$

(4) 用差分方程实现低通数字滤波器

$$Y(Z)\left[3.414+0.586z^{-2}\right] = X(Z)\left[1+2z^{-1}+z^{-2}\right]$$

所以

$$y(n) = 0.293\left[x(n)+2x(n-1)+x(n-2)\right] - 0.172y(n-2)$$

(5) 采用冲激响应不变法

$$\varOmega_p = \omega_p/T = 0.5\pi(\text{rad/s}), \quad \varOmega_s = \omega_s/T = 0.75\pi(\text{rad/s}), \quad 得 N=5, \quad \varOmega_c = 0.5\pi(\text{rad/s})$$

$$H_a(s) = \sum_{i=1}^{N} \frac{r(i)}{s - p(i)}$$

$$r(i) = [-1.27 - 1.75\text{i}, -1.27 + 1.75\text{i}, -0.22 + 0.67\text{i}, -0.22 - 0.67\text{i}, 2.98]$$

$$p(i) = [-1.27 + 0.92\text{i}, -1.27 - 0.92\text{i}, -0.49 + 1.49\text{i}, -0.49 - 1.49\text{i}, -1.75]$$

利用式（9.3.6），得

$$H(z) = \sum_{i=1}^{N} \frac{r(i)}{1 - \text{e}^{p(i)T} z^{-1}}$$

分别绘制 $H_a(\text{j}\varOmega)$、$H_{\text{bi}}(\text{e}^{\text{j}\omega})$ 和 $H_{\text{imp}}(\text{e}^{\text{j}\omega})$ 频谱曲线如图 9.17 所示。

图 9.17 $H_a(\text{j}\varOmega)$、$H_{\text{bi}}(\text{e}^{\text{j}\omega})$ 和 $H_{\text{imp}}(\text{e}^{\text{j}\omega})$ 频谱曲线

Matlab 代码

9.5 模拟滤波器设计 IIR 数字滤波器

9.5.1 模拟滤波器设计 IIR 数字滤波器步骤

（1）确定数字滤波器的技术指标：通带截止频率 ω_p、通带衰减 δ_1；阻带截止频率 ω_s、阻带衰减 δ_2。

（2）将数字滤波器的技术指标转换成模拟滤波器的技术指标。

如果采用冲激响应不变法，则通带截止频率 $\varOmega_p = \omega_p / T$；阻带截止频率 $\varOmega_s = \omega_s / T$；衰减 δ_1 和 δ_2 不变。

如果采用双线性变换法，则通带截止频率 $\varOmega_p = c \cdot \tan(\omega_p / 2)$；阻带截止频率 $\varOmega_s = c \cdot \tan(\omega_s / 2)$。

（3）按照变换后的技术指标设计模拟滤波器：巴特沃思低通滤波器、切比雪夫低通滤波器。

(4)将模拟低通滤波器转换成数字低通滤波器：冲激响应不变法、双线性变换法。

9.5.2　无限冲激响应滤波器的频率变换设计法

任意频带的无限冲激响应滤波器设计流程如图9.18所示。

利用计算机技术，图9.18(a)中的变换方法便于实现，这里进行重点介绍。采用IIR数字滤波器设计法，获得低通原型数字滤波器 $H_L(z)$，然后通过频带变换关系，获得期望设计的数字滤波器 $H(\hat{z})$。

$$H(\hat{z}) = H_L(z)\big|_{z^{-1}=G(\hat{z}^{-1})} \tag{9.5.1}$$

式中，$z^{-1} = G(\hat{z}^{-1})$ 的定义见表9.1。

图9.18　频率变换设计法流程示意图

表9.1　由截止频率为 ω_c 的低通滤波器映射成各种频带滤波器

滤波器类型	频率变换公式	设计参数
低通—低通	$z^{-1} = \dfrac{\hat{z}^{-1} - \alpha}{1 - \alpha\hat{z}^{-1}}$	$\alpha = \dfrac{\sin\dfrac{\omega_c - \hat{\omega}_c}{2}}{\sin\dfrac{\omega_c + \hat{\omega}_c}{2}}$，$\hat{\omega}_c$ 为期望的截止频率
低通—高通	$z^{-1} = -\dfrac{\hat{z}^{-1} + \alpha}{1 + \alpha\hat{z}^{-1}}$	$\alpha = -\dfrac{\cos\dfrac{\omega_c + \hat{\omega}_c}{2}}{\cos\dfrac{\omega_c - \hat{\omega}_c}{2}}$，$\hat{\omega}_c$ 为期望的截止频率
低通—带通	$z^{-1} = -\dfrac{\hat{z}^{-2} - \dfrac{2\alpha\beta}{\beta+1}\hat{z}^{-1} + \dfrac{\beta-1}{\beta+1}}{\dfrac{\beta-1}{\beta+1}\hat{z}^{-2} - \dfrac{2\alpha\beta}{\beta+1}\hat{z}^{-1} + 1}$	$\alpha = \dfrac{\cos\dfrac{\hat{\omega}_{cu} + \hat{\omega}_{cl}}{2}}{\cos\dfrac{\hat{\omega}_{cu} - \hat{\omega}_{cl}}{2}}$，$\beta = \cot\dfrac{\hat{\omega}_{cu} - \hat{\omega}_{cl}}{2}\tan\dfrac{\omega_c}{2}$ $\hat{\omega}_{cu}$，$\hat{\omega}_{cl}$ 为期望的上截止频率和下截止频率
低通—带阻	$z^{-1} = \dfrac{\hat{z}^{-2} - \dfrac{2\alpha}{\beta+1}\hat{z}^{-1} + \dfrac{1-\beta}{1+\beta}}{\dfrac{1-\beta}{1+\beta}\hat{z}^{-2} - \dfrac{2\alpha}{\beta+1}\hat{z}^{-1} + 1}$	$\alpha = \dfrac{\cos\dfrac{\hat{\omega}_{cu} + \hat{\omega}_{cl}}{2}}{\cos\dfrac{\hat{\omega}_{cu} - \hat{\omega}_{cl}}{2}}$，$\beta = \tan\dfrac{\hat{\omega}_{cu} - \hat{\omega}_{cl}}{2}\tan\dfrac{\omega_c}{2}$ $\hat{\omega}_{cu}$，$\hat{\omega}_{cl}$ 为期望的上截止频率和下截止频率

【例题 9.6】 利用双线性变换法，获得的切比雪夫数字低通原型滤波器的系统函数 $H_l(z)$：

$$H_l(z) = \frac{0.1346\left(1+z^{-1}\right)^2}{1-0.7941z^{-1}+0.3983z^{-2}}$$

不考虑其他因素，采用表 9.1 中的频带变换法，分别设计下述数字滤波器：

Matlab 代码
及题解

低通滤波器： $\hat{\omega}_c = 0.5\pi$；高通滤波器： $\hat{\omega}_c = 0.5\pi$；带通滤波器：
$\hat{\omega}_{cu} = 0.7\pi$，$\hat{\omega}_{cl} = 0.2\pi$；带阻滤波器： $\hat{\omega}_{cu} = 0.6\pi$，$\hat{\omega}_{cl} = 0.5\pi$。

结果如图 9.19 所示。

图 9.19 频带变换法设计结果

从图 9.19 可以看出，通过表 9.1 中的公式，可以在数字域进行频带变换获得四种形式的数字滤波器。当编写成计算机程序后，可以通过简单参数的调整，获得不同性质的滤波器。但是，如果考虑具体的通带和阻带的衰减，如何更优的设计滤波器，下面就来处理这个问题。

（1）模拟低通—数字低通。假设需要设计 ω_c、ω_{st} 的数字低通滤波器 $H(\hat{z})$，通过冲激响应不变法或者双线性变换法获得模拟低通滤波器的频率 Ω_c 和 Ω_{st}。然后采用模拟滤波器指标设计归一化原型低通滤波器 $H_L(s)$，采用相应的变换法获得 $H_L(z)$。最后采用表 9.1 中低通—低通的频带变换法获得数字滤波器系统函数 $H(\hat{z})$。

（2）模拟低通—数字带通。所求的数字带通滤波器频谱特性及其通带阻带截止频率如图 9.20（c）所示。采用频带变换法必须求出对应的模拟低通滤波器的通带阻带截止频率，如图 9.20（a）所示。通过冲激响应不变法或者双线性变换法可以获得模拟带通滤波器的对应截止频率，如图 9.20（b）所示。

存在如下关系：

$$\Omega_c = \bar{\Omega}_2 - \bar{\Omega}_1 = \frac{\bar{\Omega}_2^2 - \bar{\Omega}_0^2}{\bar{\Omega}_2} \tag{9.5.2}$$

$$\bar{\Omega}_0 = \sqrt{\bar{\Omega}_1 \bar{\Omega}_2} \tag{9.5.3}$$

$$\Omega = \frac{\bar{\Omega}^2 - \bar{\Omega}_0^2}{\bar{\Omega}} \tag{9.5.4}$$

对于 $\bar{\Omega}_{st1}$ 和 $\bar{\Omega}_{st2}$，由式 (9.5.4) 可得

$$\Omega'_{st1} = \frac{\bar{\Omega}_{st1}^2 - \bar{\Omega}_0^2}{\bar{\Omega}_{st1}} \tag{9.5.5}$$

$$\Omega'_{st2} = \frac{\bar{\Omega}_{st2}^2 - \bar{\Omega}_0^2}{\bar{\Omega}_{st2}} \tag{9.5.6}$$

$$\Omega_{st} = \min\left\{ \left| \Omega'_{st1} \right|, \left| \Omega'_{st2} \right| \right\} \tag{9.5.7}$$

通过式 (9.5.2) 和式 (9.5.7) 可以求出图 9.20 (a) 中的 Ω_c 和 Ω_{st}。

图 9.20　模拟低通—模拟带通—数字带通滤波器频带变换

(3) 模拟低通—数字带阻。所求的数字带阻滤波器频谱特性及其通带阻带截止频率如图 9.21 (c) 所示。采用频带变换法必须求出对应的模拟低通滤波器的通带阻带截止频率，如图 9.21 (a) 所示。通过冲激响应不变法或者双线性变换法可以获得模拟带阻滤波器的对应截止频率，如图 9.21 (b) 所示。

图 9.21　模拟低通—模拟带阻—数字带阻滤波器频带变换

存在如下关系：

$$\Omega_c = \frac{\bar{\Omega}_1 \bar{\Omega}_2}{\bar{\Omega}_2 - \bar{\Omega}_1} \tag{9.5.8}$$

$$\bar{\Omega}_0 = \sqrt{\bar{\Omega}_1 \bar{\Omega}_2} \tag{9.5.9}$$

$$\Omega = \frac{\bar{\Omega}_0^2 \bar{\Omega}}{\bar{\Omega}_0^2 - \bar{\Omega}^2} \tag{9.5.10}$$

对于 $\bar{\Omega}_{st1}$ 和 $\bar{\Omega}_{st2}$，由式(9.5.10)可得

$$\Omega'_{st1} = \frac{\bar{\Omega}_0^2 \bar{\Omega}_{st1}}{\bar{\Omega}_0^2 - \bar{\Omega}_{st1}^2} \tag{9.5.11}$$

$$\Omega'_{st2} = \frac{\bar{\Omega}_0^2 \bar{\Omega}_{st2}}{\bar{\Omega}_0^2 - \bar{\Omega}_{st2}^2} \tag{9.5.12}$$

$$\Omega_{st} = \min\left\{|\Omega'_{st1}|, |\Omega'_{st2}|\right\} \tag{9.5.13}$$

通过式(9.5.8)和式(9.5.13)可以求出图9.21(a)中的 Ω_c 和 Ω_{st}。

（4）模拟低通—数字高通。所求的数字高通滤波器频谱特性及其通带阻带截止频率如图9.22(c)所示。采用频带变换法必须求出对应的模拟低通滤波器的通带阻带截止频率，如图9.22(a)所示。通过冲激响应不变法或者双线性变换法可以获得模拟低通滤波器的对应截止频率，如图9.22(b)所示。

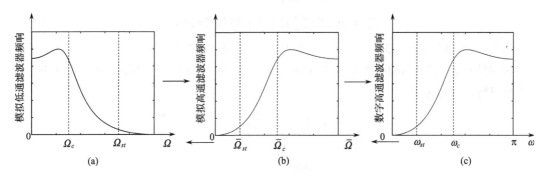

图9.22　模拟低通—模拟高通—数字高通滤波器频带变换

存在如下关系：

$$\Omega_c = 1\text{rad/s} \tag{9.5.14}$$

$$C_1 = \Omega_c \tan\frac{\omega_c}{2} \tag{9.5.15}$$

$$\Omega_{st} = C_1 \cot\frac{\omega_{st}}{2} \tag{9.5.16}$$

【例题 9.7】　采用双线性变换法，设计一个巴特沃思带阻数字滤波器，其频率特性如图9.23所示，其−3dB衰减处的频率为 $f_1 = 10\text{kHz}$，$f_2 = 35\text{kHz}$；其−14dB衰减处的频率分别为 $f_{st1} = 18\text{kHz}$，$f_{st2} = 25\text{kHz}$，抽样频率

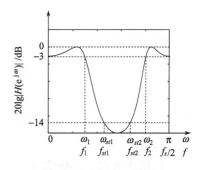

图9.23　数字带阻滤波器幅频特性

$f_s = 100 \text{kHz}$。

【解】 (1)通过 f 求相应的数字角频率 ω。

因为 $\omega = 2\pi \dfrac{f}{f_s}$，得 $\omega_1 = 0.2\pi$，$\omega_2 = 0.7\pi$，$\omega_{st1} = 0.36\pi$，$\omega_{st2} = 0.5\pi$。

同时可以得到 $\delta_1 = -3\text{dB}$，$\delta_2 = -14\text{dB}$。

(2)双线性变换法的预畸变，获得相应的模拟滤波器参数

$$\overline{\Omega} = \frac{2}{T} \tan\left(\frac{\omega}{2}\right) = 2f_s \tan\left(\frac{\omega}{2}\right)$$

因此可以得 $\overline{\Omega}_1 = 64984\text{rad/s}$，$\overline{\Omega}_2 = 392520\text{rad/s}$，$\overline{\Omega}_{st1} = 126920\text{rad/s}$，$\overline{\Omega}_{st2} = 200000\text{rad/s}$。

(3)求对应模拟低通滤波器的 Ω_c 和 Ω_{st}。

$$\Omega_c = \frac{\overline{\Omega}_1 \overline{\Omega}_2}{\overline{\Omega}_2 - \overline{\Omega}_1} = 77877\text{rad/s}$$

$$\overline{\Omega}_0 = \sqrt{\overline{\Omega}_1 \overline{\Omega}_2} = 159710\text{rad/s}$$

对于 $\overline{\Omega}_{st1}$ 和 $\overline{\Omega}_{st2}$，由式(9.5.10)可得

$$\Omega'_{st1} = \frac{\overline{\Omega}_0^2 \overline{\Omega}_{st1}}{\overline{\Omega}_0^2 - \overline{\Omega}_{st1}^2} = 344490\text{rad/s}$$

$$\Omega'_{st2} = \frac{\overline{\Omega}_0^2 \overline{\Omega}_{st2}}{\overline{\Omega}_0^2 - \overline{\Omega}_{st2}^2} = -352010\text{rad/s}$$

$$\Omega_{st} = \min\left\{ |\Omega'_{st1}|, |\Omega'_{st2}| \right\} = 344490\text{rad/s}$$

通过式(9.5.8)和式(9.5.13)可以求出图 9.21 (a)中的 Ω_c 和 Ω_{st}。

(4)利用 $\Omega_c = 77877\text{rad/s}$ 和 $\Omega_{st} = 344490\text{rad/s}$，以及对应的 $\delta_1 = -3\text{dB}$，$\delta_2 = -14\text{dB}$，设计模拟巴特沃思滤波器：

$$N \geqslant \frac{\lg\left(\dfrac{10^{-0.1\delta_1} - 1}{10^{-0.1\delta_2} - 1}\right)}{2\lg\left(\dfrac{\Omega_c}{\Omega_{st}}\right)} = 1.0719$$

因此 $N = 2$。查表得截止频率 $\Omega_c = 1\text{rad/s}$ 的归一化低通滤波器为

$$H_n(s) = \frac{1}{1 + \sqrt{2}s + s^2}$$

再利用下式求 Ω_c：

$$\Omega_{c1} = \frac{\Omega_c}{\left(10^{-0.1\delta_1} - 1\right)^{1/(2N)}} = 77969\text{rad/s}$$

$$\Omega_{c2} = \frac{\Omega_{st}}{\left(10^{-0.1\delta_2} - 1\right)^{1/(2N)}} = 155450\text{rad/s}$$

优化选择 $\Omega_c = 0.45\Omega_{c1} + 0.55\Omega_{c2} = 77877\text{rad/s}$。

利用 $s = s/\Omega_c$ 进行 $H_n(s)$ 替换，获得 $H_L(s)$。

$$H_L(s) = H_n(s)\bigg|_{s=\frac{s}{\Omega_c}} = \cfrac{1}{1+\sqrt{2}\cfrac{s}{\Omega_c}+\left(\cfrac{s}{\Omega_c}\right)^2} = \cfrac{\Omega_c^2}{\Omega_c^2+\sqrt{2}s\Omega_c+s^2}$$

$$H_L(z) = H_L(s)\bigg|_{s=2f_s\frac{1-z^{-1}}{1+z^{-1}}} = \cfrac{\Omega_c^2}{\Omega_c^2+2\sqrt{2}\Omega_c f_s\cfrac{1-z^{-1}}{1+z^{-1}}+\left(2f_s\cfrac{1-z^{-1}}{1+z^{-1}}\right)^2}$$

(5)对应 Ω_c，数字角频率 ω_c 有

$$\omega_c = 2\arctan\left(\frac{\Omega_c}{2f_s}\right) = 1.0851\text{rad}$$

已知 $\hat{\omega}_{cu} = \omega_2 = 0.7\pi$，$\hat{\omega}_{cl} = \omega_1 = 0.2\pi$。利用表 9.1 和例题 9.7 可以求出数字带阻滤波器。数字低通滤波器 $H_L(z)$ 的频谱特性和数字带通滤波器频谱特性如图 9.24 所示。

图 9.24 数字低通和设计的数字带阻滤波器幅频特性

习 题

9-1 某一低通滤波器的各种指标和参量要求:
(1)巴特沃思频率响应，采用双线性变换法;
(2)当 $0 \leqslant f \leqslant 2.5\text{Hz}$，衰减小于 3dB;
(3)当 $f \geqslant 50\text{Hz}$，衰减大于或等于 40dB;
(4)抽样频率 $f_s = 200\text{Hz}$。
试确定系统函数 $H(z)$。

9-2 试设计一切比雪夫低通滤波器，使其满足下述指标:
(1)要求在通带内的波纹起伏不大于 2dB;
(2)截止频率为 40rad/s;

(3) 阻带 52rad/s 处的衰减大于 20dB。

9-3　采用双线性变换法，设计一个巴特沃思带通数字滤波器，其频率特性如图 9.19(c) 所示，其 –3dB 衰减处的频率为 $f_1 = 15\text{kHz}$，$f_2 = 50\text{kHz}$；其 –14dB 衰减处的频率分别为 $f_{st1} = 8\text{kHz}$，$f_{st2} = 60\text{kHz}$，抽样频率 $f_s = 200\text{kHz}$。同时编写 Matlab 代码，并绘制相关结果。

9-4　编写 Matlab 代码，练习设计模拟滤波器：设计巴特沃思、切比雪夫模拟低通滤波器，要求通带边界频率为 3kHz，通带最大衰减为 0.2dB，阻带边界频率为 12kHz，阻带最小衰减为 50dB。

9-5　编写 Matlab 代码，用双线性变换法和冲激响应不变法将 9-4 中的模拟滤波器转化为数字滤波器，绘制结果。

9-6　设计一个椭圆带阻滤波器，采样频率 $f_s = 5\text{kHz}$，通带边界频率为 500Hz 和 2124Hz，通带最大衰减为 2dB，阻带边界频率为 1050kHz 和 1400kHz，阻带最小衰减为 40dB。调用 ellipord 和 ellip 函数进行设计，绘制相关曲线。

Matlab 代码
(9-4)

Matlab 代码和结果
(9-5)

Matlab 代码和结果
(9-6)

第 10 章　有限长单位冲激响应数字滤波器设计

　　有限长单位冲激响应(FIR)滤波器的特点在于相位是线性的,在一些对相位线性要求严格的领域得到广泛应用。其设计方法和工具也与计算机的飞速发展融合在一起。FIR 滤波器没有反馈环节,是因果系统。

10.1　线性相位 FIR 滤波器的特点

10.1.1　线性相位滤波器特点

　　FIR 数字滤波器 $h(n)$ 的频率响应 $H(\mathrm{e}^{\mathrm{j}\omega})$ 在通带内的频率特性接近为 1,而相频特性具有线性频率相位,即

$$H\left(\mathrm{e}^{\mathrm{j}\omega}\right)=1\cdot\mathrm{e}^{-\mathrm{j}\omega k}=1\cdot\mathrm{e}^{\mathrm{j}\varphi(\omega)},\quad |\omega|<\omega_c \tag{10.1.1}$$

　　已知序列 $x(n)=\sin\left(\dfrac{\pi n}{10}\right)-\sin\left(\dfrac{\pi n}{30}\right)$,分别通过线性相位滤波器 $\theta_1(\omega)=-5\omega$,对应的输出序列为 $y_1(n)$;滤波器 $\theta_2(\omega)=-150\omega^2/\pi$,对应的输出序列为 $y_2(n)$。输入输出如图 10.1 所示。当序列通过线性相位滤波器后,输入序列的形状不会改变,输出信号只会产生时间上的延迟;当序列通过非线性滤波器后,输入序列的形状就会改变,甚至产生畸变。即

$$\begin{aligned}
y_1(n) &= \sin\left[\frac{\pi n}{10}+\theta_1\left(\frac{\pi}{10}\right)\right]-\sin\left[\frac{\pi n}{30}+\theta_1\left(\frac{\pi}{30}\right)\right] \\
&= \sin\left[\frac{\pi}{10}(n-5)\right]-\sin\left[\frac{\pi}{30}(n-5)\right]
\end{aligned} \tag{10.1.2}$$

图 10.1　序列通过线性和非线性相位滤波器示意图

$$y_2(n) = \sin\left[\frac{\pi n}{10} + \theta_2\left(\frac{\pi}{10}\right)\right] - \sin\left[\frac{\pi n}{30} + \theta_2\left(\frac{\pi}{30}\right)\right]$$

$$= \sin\left[\frac{\pi n}{10} - \frac{150}{\pi}\left(\frac{\pi}{10}\right)^2\right] - \sin\left[\frac{\pi n}{30} - \frac{150}{\pi}\left(\frac{\pi}{30}\right)^2\right] \tag{10.1.3}$$

前面的章节分析可知，IIR 滤波器不可能在全部范围获得严格的线性相位，而 FIR 滤波器却可以产生线性相位。

FIR 滤波器的单位冲激响应序列定义为：$h(n), 0 \leqslant n \leqslant N-1$，为长度为 N 的序列，系统函数定义为

$$H(z) = \sum_{n=0}^{N-1} h(n) z^{-n} \tag{10.1.4}$$

在 z 平面有 $N-1$ 个零点，在 $z=0$ 处是 $N-1$ 阶极点。

10.1.2 线性相位条件

设 $h(n)$ 为实序列，其频率响应

$$H(e^{j\omega}) = \sum_{n=0}^{N-1} h(n) e^{-j\omega n} = H(\omega) \cdot e^{j\theta(\omega)} = \pm\left|H(e^{j\omega})\right| \cdot e^{j\theta(\omega)} \tag{10.1.5}$$

线性相位是指 $\theta(\omega)$ 是 ω 的线性函数，即群延时 $-\dfrac{\mathrm{d}\theta(\omega)}{\mathrm{d}\omega} = \tau$ 是常数。其中第 I 类线性相位满足：$\theta(\omega) = -\tau\omega$，第 II 类线性相位满足：$\theta(\omega) = \beta_0 - \tau\omega$。

（1）第 I 类线性相位 $\theta(\omega) = -\tau\omega$。

将 $\theta(\omega) = -\tau\omega$ 代入式 (10.1.5) 得

$$H(e^{j\omega}) = \sum_{n=0}^{N-1} h(n) e^{-j\omega n} = \pm\left|H(e^{j\omega})\right| e^{j\theta(\omega)} = \pm\left|H(e^{j\omega})\right| e^{-j\omega\tau} \tag{10.1.6}$$

有如下关系：

$$\pm\left|H(e^{j\omega})\right| \cos(\omega\tau) = \sum_{n=0}^{N-1} h(n) \cos(\omega n) \tag{10.1.7}$$

$$\pm\left|H(e^{j\omega})\right| \sin(\omega\tau) = \sum_{n=0}^{N-1} h(n) \sin(\omega n) \tag{10.1.8}$$

式 (10.1.8)/式 (10.1.7) 得

$$\tan(\omega\tau) = \frac{\sin(\omega\tau)}{\cos(\omega\tau)} = \frac{\sum_{n=0}^{N-1} h(n) \sin(\omega n)}{\sum_{n=0}^{N-1} h(n) \cos(\omega n)} \tag{10.1.9}$$

分子分母交叉相乘得

$$\sum_{n=0}^{N-1} h(n) \sin(\omega\tau) \cos(\omega n) - \sum_{n=0}^{N-1} h(n) \cos(\omega\tau) \sin(\omega n) = 0 \tag{10.1.10}$$

利用三角公式得

$$\sum_{n=0}^{N-1}h(n)\sin[(\tau-n)\omega]=0 \tag{10.1.11}$$

因此，第 I 类线性相位 $\theta(\omega)=-\tau\omega$ 的充要条件是：$h(n)=h(N-1-n),0\leqslant n\leqslant N-1$，$(N-1)/2$ 为 $h(n)$ 的偶对称中心 $\tau=\dfrac{N-1}{2}$。

第 I 类线性相位时域序列偶对称示意图如图 10.2 所示。

图 10.2　第 I 类线性相位时域序列偶对称示意图

(2) 第 II 类线性相位 $\theta(\omega)=\beta_0-\tau\omega$。

同理可以获得

$$\sum_{n=0}^{N-1}h(n)\sin[(\tau-n)\omega-\beta_0]=0 \tag{10.1.12}$$

第 II 类线性相位 $\theta(\omega)=\beta_0-\tau\omega$ 的充要条件是：$h(n)=-h(N-1-n),0\leqslant n\leqslant N-1$，$(N-1)/2$ 为 $h(n)$ 的奇对称中心 $\tau=\dfrac{N-1}{2}$，$\beta_0=\pm\dfrac{\pi}{2}$。

第 II 类线性相位时域序列奇对称示意图如图 10.3 所示。

图 10.3　第 II 类线性相位时域序列奇对称示意图

10.1.3　线性相位 FIR 滤波器频率响应的特点

线性相位 FIR 滤波器单位抽样响应序列满足：由 $h(n)=\pm h(N-1-n)$，$0\leqslant n\leqslant N-1$。

其系统函数可以计算为

$$H(z) = \sum_{n=0}^{N-1} h(n) z^{-n} = \sum_{n=0}^{N-1} \pm h(N-1-n) z^{-n} \tag{10.1.13}$$

令 $m = N-1-n$，式 $(10.1.13)$ 得

$$H(z) = \sum_{m=0}^{N-1} \pm h(m) z^{-(N-1-m)} = \pm z^{-(N-1)} \sum_{m=0}^{N-1} h(m) \left(z^{-1}\right)^{-m} = \pm z^{-(N-1)} H\left(z^{-1}\right) \tag{10.1.14}$$

将式 $(10.1.14)$ 中的 $H(z) = \pm z^{-(N-1)} H\left(z^{-1}\right)$ 改写为

$$H(z) = \frac{1}{2}\left[H(z) \pm z^{-(N-1)} H\left(z^{-1}\right)\right] = \frac{1}{2}\left[\sum_{n=0}^{N-1} h(n) z^{-n} \pm z^{-(N-1)} \sum_{n=0}^{N-1} h(n) z^{n}\right]$$

$$= \frac{1}{2} \sum_{n=0}^{N-1} h(n)\left[z^{-n} \pm z^{-(N-1)} z^{n}\right] = z^{-\frac{N-1}{2}} \sum_{n=0}^{N-1} h(n)\left[\frac{z^{\left(\frac{N-1}{2}-n\right)} \pm z^{-\left(\frac{N-1}{2}-n\right)}}{2}\right]$$

得到简化表达式，即

$$H(z) = z^{-\frac{N-1}{2}} \sum_{n=0}^{N-1} h(n)\left[\frac{z^{\left(\frac{N-1}{2}-n\right)} \pm z^{-\left(\frac{N-1}{2}-n\right)}}{2}\right] \tag{10.1.15}$$

令 $z = \mathrm{e}^{\mathrm{j}\omega}$，结合 $\cos\omega = \dfrac{\mathrm{e}^{\mathrm{j}\omega} + \mathrm{e}^{-\mathrm{j}\omega}}{2}$，$\mathrm{j}\sin\omega = \dfrac{\mathrm{e}^{\mathrm{j}\omega} - \mathrm{e}^{-\mathrm{j}\omega}}{2}$，式 $(10.1.15)$ 改写为

$$\left.\frac{z^{\left(\frac{N-1}{2}-n\right)} \pm z^{-\left(\frac{N-1}{2}-n\right)}}{2}\right|_{z=\mathrm{e}^{\mathrm{j}\omega}} = \begin{cases} \cos\left[\left(\dfrac{N-1}{2}-n\right)\omega\right] & \text{"+"} \\ \mathrm{j}\sin\left[\left(\dfrac{N-1}{2}-n\right)\omega\right] & \text{"−"} \end{cases} \tag{10.1.16}$$

将式 $(10.1.16)$ 和 $z = \mathrm{e}^{\mathrm{j}\omega}$ 代入式 $(10.1.15)$ 得

$$H\left(\mathrm{e}^{\mathrm{j}\omega}\right) = \left.H(z)\right|_{z=\mathrm{e}^{\mathrm{j}\omega}} = \begin{cases} \mathrm{e}^{-\mathrm{j}\frac{N-1}{2}\omega} \sum_{n=0}^{N-1} h(n)\cos\left[\left(\dfrac{N-1}{2}-n\right)\omega\right] & \text{"+"} \\ \mathrm{j}\mathrm{e}^{-\mathrm{j}\frac{N-1}{2}\omega} \sum_{n=0}^{N-1} h(n)\sin\left[\left(\dfrac{N-1}{2}-n\right)\omega\right] & \text{"−"} \end{cases} \tag{10.1.17}$$

（1）$h(n)$ 偶对称，$h(n) = h(N-1-n)$。

频率响应：$H\left(\mathrm{e}^{\mathrm{j}\omega}\right) = \left.H(z)\right|_{z=\mathrm{e}^{\mathrm{j}\omega}} = \mathrm{e}^{-\mathrm{j}\frac{N-1}{2}\omega} \sum_{n=0}^{N-1} h(n)\cos\left[\left(\dfrac{N-1}{2}-n\right)\omega\right]$

相位函数：$\theta(\omega) = -\dfrac{N-1}{2}\omega$ 为第 I 类线性相位，$\tau = \dfrac{N-1}{2}$。

（2）$h(n)$ 奇对称，$h(n) = -h(N-1-n)$。

频率响应：$H\left(\mathrm{e}^{\mathrm{j}\omega}\right) = \left.H(z)\right|_{z=\mathrm{e}^{\mathrm{j}\omega}} = \mathrm{j}\mathrm{e}^{-\mathrm{j}\frac{N-1}{2}\omega} \sum_{n=0}^{N-1} h(n)\sin\left[\left(\dfrac{N-1}{2}-n\right)\omega\right]$

$$= e^{-j\frac{N-1}{2}\omega + j\frac{\pi}{2}} \sum_{n=0}^{N-1} h(n) \sin\left[\left(\frac{N-1}{2} - n\right)\omega\right] \tag{10.1.18}$$

相位函数：$\theta(\omega) = -\dfrac{N-1}{2}\omega + \dfrac{\pi}{2}$ 为第 II 类线性相位，$\tau = \dfrac{N-1}{2}$，$\beta_0 = \dfrac{\pi}{2}$。

第 I 类和第 II 类线性相位示意图如图 10.4 所示。

(a) 第 I 类　　　　　　　　　　(b) 第 II 类

图 10.4　线性相位示意图

10.1.4　幅度函数的特点

1. $h(n)$ 为偶对称

由式 (10.1.17) 可知系统的幅度函数为

$$H(\omega) = \sum_{n=0}^{N-1} h(n) \cos\left[\left(\frac{N-1}{2} - n\right)\omega\right] \tag{10.1.19}$$

(1) N 为奇数。因为

$$\cos\left\{\left[\frac{N-1}{2} - (N-1-n)\right]\omega\right\} = \cos\left[\left(n - \frac{N-1}{2}\right)\omega\right] = \cos\left[\left(\frac{N-1}{2} - n\right)\omega\right]$$

所以，$\cos\left[\left(\dfrac{N-1}{2} - n\right)\omega\right]$ 对 $\dfrac{N-1}{2}$ 呈偶对称。

此时，幅度函数 (10.1.19) 可写为

$$H(\omega) = h\left(\frac{N-1}{2}\right) + \sum_{n=0}^{\frac{N-3}{2}} 2h(n) \cos\left[\left(\frac{N-1}{2} - n\right)\omega\right] \tag{10.1.20}$$

(2) N 为偶数。幅度函数可以写为

$$H(\omega) = \sum_{n=0}^{N-1} h(n) \cos\left[\left(\frac{N-1}{2} - n\right)\omega\right] = \sum_{n=0}^{\frac{N}{2}-1} 2h(n) \cos\left[\left(\frac{N-1}{2} - n\right)\omega\right] \tag{10.1.21}$$

当 $\omega = \pi$ 时，$\cos\left[\omega\left(n - \dfrac{1}{2}\right)\right] = 0$，则 $H(\pi) = 0$，所以 $z = -1$ 是零点；$H(\omega)$ 对 $\omega = 0, 2\pi$ 呈偶对称，$H(\omega)$ 对 $\omega = \pi$ 呈奇对称，$z = -1$ 为零点，故不能设计成高通、带阻滤波器。

当 N 分别为奇数和偶数时，序列 $h(n)$（单位阶跃序列）和幅度函数 $H(\omega)$ 如图 10.5 所示。

Matlab 代码

(a) N为奇数　　　　　　　　　　(b) N为偶数

图 10.5　偶对称(第 I 类线性相位)幅度函数

2. $h(n)$ 为奇对称

系统的幅度函数为

$$H(\omega)=\sum_{n=0}^{N-1}h(n)\sin\left[\left(\frac{N-1}{2}-n\right)\omega\right] \tag{10.1.22}$$

(1) N 为奇数。因为

$$\sin\left\{\left[\frac{N-1}{2}-(N-1-n)\right]\omega\right\}=\sin\left[\left(n-\frac{N-1}{2}\right)\omega\right]=-\sin\left[\left(\frac{N-1}{2}-n\right)\omega\right]$$

所以，$\sin\left[\left(\frac{N-1}{2}-n\right)\omega\right]$ 对 $\frac{N-1}{2}$ 呈奇对称。

幅度函数

$$H(\omega)=\sum_{m=0}^{\frac{N-3}{2}}2h(n)\sin\left[\left(\frac{N-1}{2}-n\right)\omega\right]$$

$\omega=0,\pi,2\pi$ 时，$\sin\left[\left(\frac{N-1}{2}-n\right)\omega\right]=0$ ，则 $H(\omega)=0$ ，所以 $z=\pm1$ 是零点；因为

$\sin\left[\left(\frac{N-1}{2}-n\right)\omega\right]$ 对 $\omega=0,\pi,2\pi$ 呈奇对称。所以 $H(\omega)$ 对 $\omega=0,\pi,2\pi$ 呈奇对称。

(2) N 为偶数。幅度函数

$$H(\omega)=\sum_{n=0}^{N-1}h(n)\sin\left[\left(\frac{N-1}{2}-n\right)\omega\right]=\sum_{n=0}^{\frac{N}{2}-1}2h(n)\sin\left[\left(\frac{N-1}{2}-n\right)\omega\right]$$

$\omega=0,2\pi$ 时，$\sin\left[\omega\left(n-\frac{1}{2}\right)\right]=0$，则 $H(\omega)=0$，所以 $z=1$ 是零点，$H(\omega)$ 对 $\omega=0,2\pi$ 呈奇对称，$H(\omega)$ 对 $\omega=\pi$ 呈偶对称。$h(n)$ 为奇对称时，有 90°相移，适用于微分器和 90°移相器，而选频滤波器采用 $h(n)$ 为偶对称。

第 II 类线性相位时域序列如图 10.6 所示，幅度函数如图 10.7 所示。

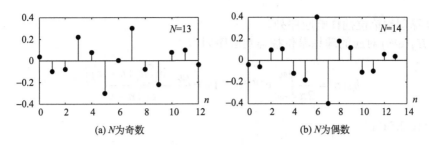

(a) N为奇数   (b) N为偶数

图 10.6 奇对称时域序列示意图

(a) N为奇数   (b) N为偶数

图 10.7 奇对称(第 II 类线性相位)幅度函数

10.2 窗函数设计法

10.2.1 设计方法

序列 $h(n)$ 的傅里叶变换，即系统的频率响应为

$$H\left(e^{j\omega}\right) = \sum_{n=0}^{N-1} h(n) e^{-j\omega n} \tag{10.2.1}$$

对于理想的频率响应 $H_d\left(e^{j\omega}\right)$，它所对应的无限长单位抽样响应序列 $h_d(n)$ 为

$$h_d(n) = \frac{1}{2\pi} \int_{-\pi}^{\pi} H_d\left(e^{j\omega}\right) e^{j\omega n} d\omega \tag{10.2.2}$$

采用有限长的窗函数 $w(n)$ 对无限长单位抽样响应序列 $h_d(n)$ 进行截断，如下：

$$h(n) = w(n) \cdot h_d(n) \tag{10.2.3}$$

式中，$w(n)$ 是窗函数序列。因此选择合适形状和长度的窗函数序列，成为设计的关键。

10.2.2 低通滤波器窗函数设计方法

低通滤波器窗函数设计步骤如下。

(1)设计滤波器频率响应。

根据截止频率 ω_c，设计 I 类线性相位理想低通滤波器的频率响应为

$$H_d\left(e^{j\omega}\right) = \begin{cases} e^{-j\omega\alpha}, & -\omega_c \leqslant \omega \leqslant \omega_c \\ 0, & -\pi \leqslant \omega \leqslant -\omega_c, \quad \omega_c \leqslant \omega \leqslant \pi \end{cases} \tag{10.2.4}$$

(2) 计算理想单位抽样响应序列。

计算 $H_d(\mathrm{e}^{\mathrm{j}\omega})$ 对应的理想单位抽样响应序列为

$$h_d(n)=\frac{1}{2\pi}\int_{-\omega_c}^{\omega_c}\mathrm{e}^{-\mathrm{j}\omega\alpha}\mathrm{e}^{\mathrm{j}\omega n}\mathrm{d}\omega=\frac{\omega_c}{\pi}\frac{\sin\left[\omega_c(n-\alpha)\right]}{\omega_c(n-\alpha)} \tag{10.2.5a}$$

由式（10.2.5a）得

$$h_d(n)=\frac{\omega_c}{\pi}\frac{\sin\left[\omega_c(n-\alpha)\right]}{\omega_c(n-\alpha)}=\begin{cases}\dfrac{\omega_c}{\pi}\dfrac{\sin\left[\omega_c(n-\alpha)\right]}{\omega_c(n-\alpha)}, & n\neq\alpha\\[4mm]\dfrac{\omega_c}{\pi}, & n=\alpha\end{cases} \tag{10.2.5b}$$

式中，$h_d(n)$ 为中心点为 0 的偶对称无限长非因果序列。

(3) 获取有限长单位抽样响应序列。

以矩形窗 $w(n)$ 为例：

$$h(n)=h_d(n)\cdot w(n)=\begin{cases}h_d(n), & 0\leqslant n\leqslant N-1\\0, & \text{其他}\end{cases}$$

按第 I 类线性相位条件 $\alpha=\dfrac{N-1}{2}$，则低通滤波器单位抽样响应序列如下：

$$h(n)=\begin{cases}\dfrac{\omega_c}{\pi}\cdot\dfrac{\sin\left[\omega_c\left(n-\dfrac{N-1}{2}\right)\right]}{\omega_c\left(n-\dfrac{N-1}{2}\right)}, & 0\leqslant n\leqslant N-1\\[6mm]0, & \text{其他}\end{cases} \tag{10.2.6}$$

图 10.8　理想矩形幅频特性及矩形窗函数序列

图 10.8(b)给出了对应式(10.2.4)的理想低通滤波器的幅频曲线，图 10.8(a)给出了式(10.2.5b)对应的时域曲线。图 10.8(c)给出了矩形窗时域序列，同时采用傅里叶变换的方式获得了图 10.8(d)中的矩形窗频谱曲线。时域的乘积，相当于频域的卷积，后面会重点讨论当无限长的序列加窗截断后，谱的变化情况。

10.2.3 加窗处理后对频率响应的影响

由频域卷积定理可知：时域乘积相当于频域卷积。设序列 $h(n)$ 的频谱为 $H(e^{j\omega})$，序列 $h_d(n)$ 的频谱为 $H_d(e^{j\omega})$，窗函数序列 $w(n)$ 的频谱为 $W(e^{j\omega})$，如果 $h(n) = h_d(n) \cdot w(n)$，则有

$$H\left(e^{j\omega}\right) = \frac{1}{2\pi}\int_{-\pi}^{\pi} H_d\left(e^{j\theta}\right)W\left(e^{j(\omega-\theta)}\right)\mathrm{d}\theta \tag{10.2.7}$$

以矩形窗为例，其频率响应为

$$W_R\left(e^{j\omega}\right) = \sum_{n=0}^{N-1} w(n)e^{-j\omega n} = e^{-j\omega\frac{N-1}{2}}\frac{\sin\frac{\omega N}{2}}{\sin\frac{\omega}{2}} \tag{10.2.8}$$

其幅度函数

$$W_R(\omega) = \frac{\sin\frac{\omega N}{2}}{\sin\frac{\omega}{2}} \tag{10.2.9}$$

第 I 类线性相位的理想低通滤波器的频率响应：

$$H_d\left(e^{j\omega}\right) = H_d(\omega)e^{-j\frac{N-1}{2}\omega} \tag{10.2.10}$$

式中，幅度函数

$$\left|H_d\left(e^{j\omega}\right)\right| = H_d(\omega) = \begin{cases} 1, & |\omega| \leqslant \omega_c \\ 0, & \omega_c \leqslant |\omega| \leqslant \pi \end{cases} \tag{10.2.11}$$

则式(10.2.7)定义的 FIR 滤波器的频率响应：

$$\begin{aligned} H\left(e^{j\omega}\right) &= \frac{1}{2\pi}\int_{-\pi}^{\pi} H_d(\theta)e^{-j\frac{N-1}{2}\theta}W_R(\omega-\theta)e^{-j\frac{N-1}{2}(\omega-\theta)}\mathrm{d}\theta \\ &= e^{-j\frac{N-1}{2}\omega}\frac{1}{2\pi}\int_{-\pi}^{\pi} H_d(\theta)W_R(\omega-\theta)\mathrm{d}\theta \end{aligned} \tag{10.2.12}$$

式中，幅度函数

$$\left|H\left(e^{j\omega}\right)\right| = \frac{1}{2\pi}\int_{-\pi}^{\pi} H_d(\theta)W_R(\omega-\theta)\mathrm{d}\theta \tag{10.2.13}$$

式(10.2.13)定义的幅频特性曲线如图 10.9 所示。

图 10.9　矩形窗的卷积过程

从图 10.9 中可以获得表 10.1 的特征数据。

表 10.1　幅频特性曲线特征点

坐标	特征描述
$\omega = 0$	$H(0)$ 近似于 $W_R(\theta)$ 的全部积分面积
$\omega = \omega_c$	$H(\omega_c) = 0.5H(0)$
$\omega = \omega_c - \dfrac{2\pi}{N}$	$H\left(\omega_c - \dfrac{2\pi}{N}\right)$ 为最大值，正肩峰
$\omega = \omega_c + \dfrac{2\pi}{N}$	$H\left(\omega_c + \dfrac{2\pi}{N}\right)$ 为最小值，负肩峰
$\omega > \omega_c + \dfrac{2\pi}{N}$	随 ω 增加，$H(\omega)$ 绕零值波动
$\omega < \omega_c - \dfrac{2\pi}{N}$	随 ω 减少，$H(\omega)$ 绕 $H(0)$ 波动

加窗函数的影响总结：

（1）不连续点处边沿加宽形成过渡带，其宽度（两肩峰之间的宽度）等于窗函数频率响应的主瓣宽度。

（2）在 $\omega = \omega_c \pm \dfrac{2\pi}{N}$ 处出现肩峰值，两侧形成起伏振荡，振荡的幅度和多少取决于旁瓣的幅度和多少。

（3）改变 N 只能改变窗谱的主瓣宽度，但不能改变主瓣与旁瓣的相对比例。其相对比例由窗函数形状决定，称为吉布斯效应。

已知矩形窗的幅度函数为

$$W_R(\omega) = \frac{\sin\dfrac{\omega N}{2}}{\sin\dfrac{\omega}{2}} \approx N\frac{\sin\dfrac{\omega N}{2}}{N\dfrac{\omega}{2}} = N\frac{\sin x}{x} = N\mathrm{sinc}\left(\frac{x}{\pi}\right) \qquad (10.2.14)$$

式中，$x = \omega N/2$。

归一化的吉布斯效应如图 10.10 所示。

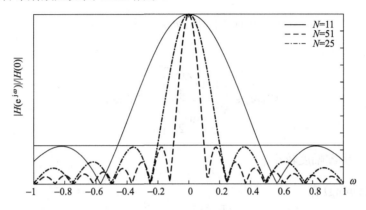

图 10.10　不同 N 值的吉布斯现象

由图 10.10 可以看出，当 N 取值过小时，通频带过窄，阻带内波纹较大，过渡带较宽，当 N 增大时，$H(\mathrm{e}^{\mathrm{j}\omega})$ 与 $H_d(\mathrm{e}^{\mathrm{j}\omega})$ 的近似程度越来越好。但当 N 增大时，通带内出现了波纹，而且随着 N 的继续增大，这些波纹并不消失，只是最大的尖峰处越来越接近于间断点，这种现象称作吉布斯现象。吉布斯现象的产生是由于对 $h_d(n)$ 突然截断。为了减少吉布斯现象，应选取旁瓣较小的窗函数。

10.2.4　各种窗函数

为了提高滤波器性能，窗函数在设计时尽量满足：窗谱主瓣尽可能窄以获得较陡的过渡带；尽量减少窗谱最大旁瓣的相对幅度以减小肩峰和波纹。

下面给出了常用窗的时域序列及频谱特性。

1. 矩形窗

$$w(n) = R_N(n) \qquad (10.2.15)$$

窗谱

$$W_R(\mathrm{e}^{\mathrm{j}\omega}) = \sum_{n=0}^{N-1} w(n)\mathrm{e}^{-\mathrm{j}\omega n} = W_R(\omega)\mathrm{e}^{-\mathrm{j}\omega\frac{N-1}{2}} \qquad (10.2.16)$$

其中，幅度函数定义为

$$W_R(\omega) = \frac{\sin\dfrac{\omega N}{2}}{\sin\dfrac{\omega}{2}} \qquad (10.2.17)$$

主瓣宽度最窄为 $\dfrac{4\pi}{N}$，旁瓣幅度大。

2. 三角形 (Bartlett) 窗

$$w(n) = \begin{cases} \dfrac{2n}{N-1}, & 0 \leqslant n \leqslant \dfrac{N-1}{2} \\ 2 - \dfrac{2n}{N-1}, & \dfrac{N-1}{2} \leqslant n \leqslant N-1 \end{cases} \tag{10.2.18}$$

窗谱

$$W\left(\mathrm{e}^{\mathrm{j}\omega}\right) = W\left(\omega\right)\mathrm{e}^{-\mathrm{j}\omega\frac{N-1}{2}} \tag{10.2.19}$$

其中，幅度函数

$$W\left(\omega\right) \approx \frac{2}{N}\left[\frac{\sin\dfrac{\omega N}{4}}{\sin\dfrac{\omega}{2}}\right]^2, \quad N \gg 1 \tag{10.2.20}$$

主瓣宽度为 $\dfrac{8\pi}{N}$，旁瓣幅度较小。

3. 汉宁 (Hanning) 窗

$$w(n) = \frac{1}{2}\left[1 - \cos\frac{2\pi n}{N-1}\right]R_N\left(n\right) \tag{10.2.21}$$

幅度函数 $(N \gg 1)$

$$W\left(\omega\right) \approx 0.5W_R\left(\omega\right) + 0.25\left[W_R\left(\omega - \frac{2\pi}{N}\right) + W_R\left(\omega + \frac{2\pi}{N}\right)\right] \tag{10.2.22}$$

主瓣宽度为 $\dfrac{8\pi}{N}$，旁瓣幅度小。

4. 汉明 (Hamming) 窗

$$w(n) = \left[0.54 - 0.46\cos\frac{2\pi n}{N-1}\right]R_N\left(n\right) \tag{10.2.23}$$

幅度函数 $(N \gg 1)$

$$W\left(\omega\right) \approx 0.54W_R\left(\omega\right) + 0.23\left[W_R\left(\omega - \frac{2\pi}{N}\right) + W_R\left(\omega + \frac{2\pi}{N}\right)\right] \tag{10.2.24}$$

主瓣宽度为 $\dfrac{8\pi}{N}$，旁瓣幅度更小。

矩形窗、三角形窗、汉宁窗、汉明窗、布莱克曼窗频谱特性如图 10.11 (a)~(e) 所示，频谱的最大衰减由窗函数自身的特性决定。理想低通滤波器利用窗函数截断以后，对应的窗函数的频谱如图 10.11 (f)~(j) 所示。图 10.12 给出了五种窗函数的时域曲线，在空白的地方读者可以设计具有新的幅频性质的窗函数。

布莱克曼窗

图 10.11　几种不同窗函数频谱

图 10.12　设计 FIR 滤波器的几种不同的窗函数

凯泽窗

　　六种窗函数的基本参数见表 10.2。旁瓣峰值由窗函数自身的性质决定，而主瓣宽度由窗函数自身性质和长度 N 共同决定。因此，当衰减无法满足系统设计要求时，只能选择其他的窗函数；当主瓣宽度(过渡带)无法满足要求时，可以先选择较长的 N 进行尝试，如果还是不满足要求，则改变窗函数的形状。从表 10.2 可以看出：阻带最小衰减只由窗形状决定；过渡带宽则与窗形状和窗宽 N 都有关。

表 10.2 窗函数性能指标

窗函数	窗谱性能指标		加窗后滤波器性能指标	
	旁瓣峰值/dB	主瓣宽度/($P \cdot 2\pi/N$)	过渡带宽 $\Delta\omega$/($P \cdot 2\pi/N$)	阻带最小衰减/dB
矩形窗	−13	2	0.9	−21
三角形窗	−25	4	3.05	−25
汉宁窗	−31	4	3.1	−44
汉明窗	−41	4	3.3	−53
布莱克曼窗	−57	6	5.5	−74
凯泽窗(β=7.865)	−57		5	−80

10.2.5 窗函数法的设计步骤

以低通滤波器为例，利用窗函数设计 FIR 滤波器的步骤如下。

(1)根据技术要求(在带通 Ω_p 处的衰减不大于 δ_1；在阻带频率 Ω_s 处的衰减不小于 δ_2)，确定窗函数形式 $w(n)$。并根据取样周期 T，确定相应的数字频率 $\omega_p = \Omega_p T$，$\omega_s = \Omega_s T$。

(2)根据过渡带宽 $\Delta\omega = \omega_p - \omega_s$，确定窗函数宽度 N：$N \geqslant P \cdot \dfrac{2\pi}{\Delta\omega}$，其中系数 P 根据窗函数确定(表 10.2)。

(3)确定冲激响应位移系数 $m = \dfrac{N-1}{2}$ (N 为奇数时)，则可以确定试设计滤波器单位取样响应为

$$h(n) = \frac{\sin\left[\omega_c(n-m)\right]}{\pi(n-m)} w(n) \tag{10.2.25}$$

式中，可取 $\omega_c = \omega_p$。

(4)计算 FIR 滤波器的频率响应。N 为奇数时

$$H\left(e^{j\omega}\right) = e^{\frac{-j\omega(N-1)}{2}} \left\{ \sum_{n=0}^{(N-3)/2} 2h(n)\cos\left[\omega\left(n-\frac{N-1}{2}\right)\right] + h\left(\frac{N-1}{2}\right) \right\} \tag{10.2.26}$$

当 N 为偶数时，根据下式计算：

$$H\left(e^{j\omega}\right) = e^{\frac{-j\omega(N-1)}{2}} \left\{ \sum_{n=0}^{N/2-1} 2h(n)\cos\left[\omega\left(n-\frac{N-1}{2}\right)\right] \right\} \tag{10.2.27}$$

(5)审核技术指标是否已经满足。如不满足，则重新选取较大的 N 进行(3)和(4)计算；如满足有余，则试选择较小的 N 进行(3)和(4)计算。

10.2.6 线性相位 FIR 低通滤波器的设计

【**例题 10.1**】 设计一个线性相位 FIR 低通滤波器,给定抽样频率为 $\varOmega_s = (2\pi \times 1.5 \times 10^4)\text{rad/s}$,

通带截止频率为 $\varOmega_p = (2\pi \times 1.5 \times 10^3)\text{rad/s}$,阻带起

始频率为 $\varOmega_{st} = (2\pi \times 3 \times 10^3)\text{rad/s}$, 阻带衰减不小

于 -50dB , 幅度特性如图 10.13 所示。

【**解**】 (1)求数字频率

$$\omega_p = \frac{\varOmega_p}{f_s} = \frac{2\pi\varOmega_p}{\varOmega_s} = 0.2\pi$$

$$\omega_{st} = \frac{\varOmega_{st}}{f_s} = \frac{2\pi\varOmega_{st}}{\varOmega_s} = 0.4\pi$$

$$\delta_2 = 50\text{dB}$$

图 10.13 待设计的模拟低通滤波器频谱特性

(2)求 $h_d(n)$

$$H_d\left(\mathrm{e}^{\mathrm{j}\omega}\right) = \begin{cases} \mathrm{e}^{-\mathrm{j}\omega\tau}, & -\omega_c \leqslant \omega \leqslant \omega_c \\ 0, & -\pi \leqslant \omega \leqslant -\omega_c, \quad \omega_c \leqslant \omega \leqslant \pi \end{cases}$$

$$\omega_c = \frac{\varOmega_c}{f_s} = 2\pi \frac{(\varOmega_p + \varOmega_{st})}{2\varOmega_s} = 0.3\pi$$

$$h_d(n) = \frac{1}{2\pi}\int_{-\pi}^{\pi} \mathrm{e}^{-\mathrm{j}\omega\tau} \mathrm{e}^{\mathrm{j}\omega n}\mathrm{d}\omega = \frac{1}{2\pi}\int_{-\omega_c}^{\omega_c} \mathrm{e}^{\mathrm{j}\omega(n-\tau)}\mathrm{d}\omega$$

$$= \begin{cases} \dfrac{1}{\pi(n-\tau)}\sin\left[\omega_c(n-\tau)\right], & n \neq \tau \\[2mm] \dfrac{\omega_c}{\pi}, & n = \tau \end{cases}$$

其中, $\tau = \dfrac{N-1}{2}$ 。

(3)选择窗函数:由 $\delta_2 = 50\text{dB}$ 确定汉明窗(-53dB)

$$w(n) = \left[0.54 - 0.46 \cdot \cos\left(\frac{2\pi n}{N-1}\right)\right] \cdot R_N(n)$$

(4)确定 N 值

汉明窗带宽:

$$\Delta\omega = \frac{6.6\pi}{N}$$

$$\Delta\omega = 2\pi \frac{\varOmega_{st} - \varOmega_p}{\varOmega_s} = 0.2\pi$$

$$N = \frac{A}{\Delta\omega} = \frac{6.6\pi}{0.2\pi} = 33$$

$$\tau = \frac{N-1}{2} = 16$$

(5)确定 FIR 滤波器的 $h(n)$

$$h(n) = h_d(n)w(n) = \frac{\sin\left[0.3\pi(n-16)\right]}{\pi(n-16)} \cdot \left[0.54 - 0.46\cos\frac{\pi n}{16}\right] \cdot R_{33}(n)$$

(6)求 $H(e^{j\omega})$，验证：若不满足，则改变 N 或窗形状重新设计。

可以采用计算机辅助完成 $H(e^{j\omega})$ 的求取，结果如图 10.14 所示。

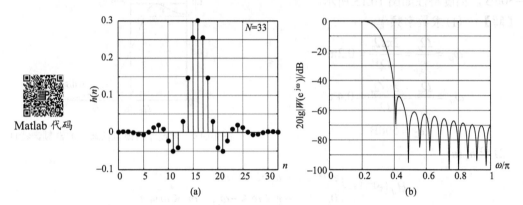

图 10.14　设计 FIR 低通滤波器的单位冲激响应和频谱曲线

10.3　其他频带 FIR 滤波器设计方法

10.3.1　线性相位 FIR 高通滤波器的设计

理想高通的频响

$$H_d\left(e^{j\omega}\right) = \begin{cases} e^{-j\omega\tau}, & \omega_c \leqslant |\omega| \leqslant \pi, \\ 0, & \text{其他} \end{cases}, \quad \tau = \frac{N-1}{2} \tag{10.3.1}$$

其单位抽样响应

$$\begin{aligned} h_d(n) &= \frac{1}{2\pi}\left[\int_{-\pi}^{-\omega_c} e^{j\omega(n-\tau)}d\omega + \int_{\omega_c}^{\pi} e^{j\omega(n-\tau)}d\omega\right] \\ &= \begin{cases} \dfrac{1}{\pi(n-\tau)}\left\{\sin\left[\pi(n-\tau)\right] - \sin\left[\omega_c(n-\tau)\right]\right\}, & n \neq \tau \\ \dfrac{1}{\pi}(\pi - \omega_c), & n = \tau \end{cases} \end{aligned} \tag{10.3.2}$$

高通滤波器 (ω_c) = 全通滤波器 – 低通滤波器 (ω_c)

10.3.2　线性相位 FIR 带通滤波器的设计

理想带通的频响

$$H_d\left(e^{j\omega}\right) = \begin{cases} e^{-j\omega\tau}, & 0 < \omega_1 \leqslant |\omega| \leqslant \omega_2 < \pi, \\ 0, & \text{其他} \end{cases}, \quad \tau = \frac{N-1}{2} \tag{10.3.3}$$

其单位抽样响应

$$h_d(n) = \frac{1}{2\pi} \left[\int_{-\omega_2}^{-\omega_1} e^{j\omega(n-\tau)} d\omega + \int_{\omega_1}^{\omega_2} e^{j\omega(n-\tau)} d\omega \right]$$

$$= \begin{cases} \dfrac{1}{\pi(n-\tau)} \left\{ \sin\left[\omega_2(n-\tau)\right] - \sin\left[\omega_1(n-\tau)\right] \right\}, & n \neq \tau \\[2mm] \dfrac{1}{\pi}(\omega_2 - \omega_1), & n = \tau \end{cases} \qquad (10.3.4)$$

$$\text{带通滤波器}(\omega_1, \omega_2) = \text{低通滤波器 } \omega_2 - \text{低通滤波器 } \omega_1$$

10.3.3 线性相位 FIR 带阻滤波器的设计

理想带阻的频响

$$H_d(e^{j\omega}) = \begin{cases} e^{-j\omega\tau}, & 0 \leqslant |\omega| \leqslant \omega_1, \quad \omega_2 \leqslant |\omega| \leqslant \pi \\ 0, & \text{其他} \end{cases}, \qquad \tau = \frac{N-1}{2} \qquad (10.3.5)$$

其单位抽样响应

$$h_d(n) = \frac{1}{2\pi} \left[\int_{-\pi}^{-\omega_2} e^{j\omega(n-\tau)} d\omega + \int_{-\omega_1}^{\omega_1} e^{j\omega(n-\tau)} d\omega + \int_{\omega_2}^{\pi} e^{j\omega(n-\tau)} d\omega \right]$$

$$= \begin{cases} \dfrac{1}{\pi(n-\tau)} \left\{ \sin\left[\pi(n-\tau)\right] + \sin\left[\omega_1(n-\tau)\right] - \sin\left[\omega_2(n-\tau)\right] \right\}, & n \neq \tau \\[2mm] \dfrac{1}{\pi}(\pi - \omega_2 + \omega_1), & n = \tau \end{cases} \qquad (10.3.6)$$

$$\text{滤波器}(\omega_1, \omega_2) = \text{高通滤波器 } \omega_2 + \text{低通滤波器 } \omega_1$$

【例题 10.2】 设计线性相位高通滤波器，通带截止频率为 0.6π，阻带截止频率为 0.45π，通带最大衰减为 0.2dB，阻带最小衰减为 45dB。

试采用公式法和 Matlab 中 fir1 函数法，利用汉宁窗（汉明窗、布莱克曼窗和凯泽窗）进行设计，绘制相关曲线。

绘制的相关曲线如图 10.15 所示。

图 10.15 FIR 高通滤波器的公式法设计和 fir1 函数法设计的频谱曲线

10.4 数字滤波器的计算机辅助设计

10.4.1 频率抽样设计法

对理想频率响应等间隔抽样作为实际 FIR 数字滤波器的频率特性的抽样值：

$$H(k)=H_d(k)=H_d\left(e^{j\omega}\right)\big|_{\omega=\frac{2\pi}{N}k}, \quad k=0,1,\cdots,N-1 \tag{10.4.1}$$

$$h(n) \quad H(z) \quad H\left(e^{j\omega}\right)$$

通过傅里叶反变换，可以由 $H(k)$ 获得 $h(n)$。

窗函数设计法

$$H\left(e^{j\omega}\right)=\sum_{n=0}^{N-1}h(n)e^{-j\omega n}\to H_d\left(e^{j\omega}\right)$$

$$h(n)=w(n)\cdot h_d(n)\leftarrow h_d(n)=\frac{1}{2\pi}\int_{-\pi}^{\pi}H_d\left(e^{j\omega}\right)e^{j\omega n}d\omega \tag{10.4.2}$$

10.4.2 内插公式

已知

$$H(z)=\frac{1-z^{-N}}{N}\sum_{k=0}^{N-1}\frac{H(k)}{1-W_N^{-k}z^{-1}} \tag{10.4.3}$$

$$H\left(e^{j\omega}\right)=\sum_{k=0}^{N-1}H(k)\Phi\left(\omega-\frac{2\pi}{N}k\right) \tag{10.4.4}$$

$$\Phi(\omega)=\frac{1}{N}\frac{\sin\dfrac{\omega N}{2}}{\sin\dfrac{\omega}{2}}e^{-j\omega\frac{N-1}{2}} \tag{10.4.5}$$

式 (10.4.5) 代入式 (10.4.4) 得

$$H\left(e^{j\omega}\right)=e^{-j\frac{N-1}{2}\omega}\sum_{k=0}^{N-1}H(k)\frac{1}{N}e^{j\frac{\pi k}{N}(N-1)}\frac{\sin\left[N\left(\dfrac{\omega}{2}-\dfrac{\pi k}{N}\right)\right]}{\sin\left(\dfrac{\omega}{2}-\dfrac{\pi k}{N}\right)} \tag{10.4.6}$$

令

$$\varphi_k\left(e^{j\omega}\right)=e^{-j\frac{N-1}{2}\omega}\cdot\frac{\sin\left[N\left(\dfrac{\omega}{2}-\dfrac{\pi k}{N}\right)\right]}{\sin\left(\dfrac{\omega}{2}-\dfrac{\pi k}{N}\right)}\cdot\frac{1}{N}e^{j\frac{\pi k}{N}(N-1)} \tag{10.4.7}$$

式 (10.4.6) 改写为

$$H\left(e^{j\omega}\right)=\sum_{k=0}^{N-1}H(k)\cdot\varphi_k\left(e^{j\omega}\right) \tag{10.4.8}$$

抽样点上，频率响应严格相等；抽样点之间，加权内插函数的延伸叠加；变化越平缓，内插越接近理想值，逼近误差越小。

10.4.3 过渡带抽样的优化设计

增加过渡带抽样点，可加大阻带衰减。如图 10.16（b）所示，不加过渡抽样点：$\delta_2 = -20\text{dB}$；增加一点（图 10.16（d））：$\delta_2 = -54 \sim -40\text{dB}$；加两点：$\delta_2 = -75 \sim -60\text{dB}$（图 10.17（b））；加三点：$\delta_2 = -95 \sim -80\text{dB}$。增加过渡带抽样点，可加大阻带衰减，但导致过渡带变宽，使抽样点变密，减小过渡带宽度，但增加了计算量。增加的过渡点的值不一样，导致的频谱性质存在较大的差别，因此过渡点值的选择，也是滤波器优化设计的一个参数。

其优点是频域直接设计。缺点是抽样频率只能是 $2\pi / N$ 或 π / N 的整数倍，截止频率 ω_c 不能任意取值。

Matlab 代码

图 10.16 频率设计法设计的 FIR 滤波器频谱曲线

（a）和（b）没有过渡点；（c）和（d）增加了 1 个过渡点

图 10.17 增加了 2 个过渡点（0.55 和 0.1）的频谱曲线@@

10.4.4 频率抽样的两种方法

1.Ⅰ型频率抽样

Ⅰ型频率抽样示意图如图 10.18(a) 和 (c) 所示。

$$H(k) = H_d(k) = H(e^{j\omega})\Big|_{\omega = \frac{2\pi}{N}k}, \quad k = 0, 1, 2, \cdots, N-1$$

系统函数

$$H(z) = \frac{1 - z^{-N}}{N} \sum_{k=0}^{N-1} \frac{H(k)}{1 - W_N^{-k} z^{-1}}$$

内插公式及频率响应

$$H(e^{j\omega}) = e^{-j\frac{N-1}{2}\omega} \sum_{k=0}^{N-1} H(k) \frac{1}{N} e^{j\frac{\pi k}{N}(N-1)} \frac{\sin\left[N\left(\frac{\omega}{2} - \frac{\pi k}{N}\right)\right]}{\sin\left(\frac{\omega}{2} - \frac{\pi k}{N}\right)}$$

进一步推导，线性相位Ⅰ型频率抽样，频率响应

$$H(e^{j\omega}) = e^{-j\frac{N-1}{2}\omega} \left\{ \frac{|H(0)|\sin\left(\frac{\omega N}{2}\right)}{N\sin\left(\frac{\omega}{2}\right)} + \sum_{k=1}^{M} \frac{|H(k)|}{N} \left[\frac{\sin\left[N\left(\frac{\omega}{2} - \frac{k\pi}{N}\right)\right]}{\sin\left(\frac{\omega}{2} - \frac{k\pi}{N}\right)} + \frac{\sin\left[N\left(\frac{\omega}{2} + \frac{k\pi}{N}\right)\right]}{\sin\left(\frac{\omega}{2} + \frac{k\pi}{N}\right)} \right] \right\}$$

$$(10.4.9)$$

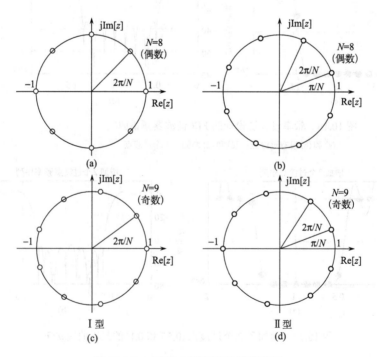

图 10.18 Ⅰ型和Ⅱ型频率抽样示意图

式中，当 N 为奇数时， $M = \dfrac{N-1}{2}$ ；当 N 为偶数时， $M = \dfrac{N}{2} - 1$ 。

2. II 型频率抽样

II 型频率抽样示意图如图 10.18(b) 和 (d) 所示。

$$H(k) = H_d(k) = H(e^{j\omega})\Big|_{\omega = \frac{2\pi}{N}k + \frac{\pi}{N}} , \quad k = 0,1,2,\cdots,N-1 \tag{10.4.10}$$

系统函数

$$H(z) = \frac{1 + z^{-N}}{N} \sum_{k=0}^{N-1} \frac{H(k)}{1 - e^{j\frac{2\pi}{N}\left(k + \frac{1}{2}\right)} z^{-1}} \tag{10.4.11}$$

$z = e^{j\omega}$ 代入式 (10.4.11) 频率响应

$$H(e^{j\omega}) = \frac{\cos(\omega N / 2)}{N} e^{-j\left(\frac{N-1}{2}\right)\omega} \sum_{k=0}^{N-1} \frac{H(k) e^{-j\frac{\pi}{N}\left(k + \frac{1}{2}\right)}}{j\sin\left[\dfrac{\omega}{2} - \dfrac{\pi}{N}\left(k + \dfrac{1}{2}\right)\right]} \tag{10.4.12}$$

进一步推导，线性相位 II 型频率抽样响应

$$H(e^{j\omega}) = e^{-j\frac{N-1}{2}\omega} \left\{ H_{\frac{N-1}{2}}(\omega) + \sum_{k=0}^{M} \frac{|H(k)|}{N} \left[\frac{\sin\left\{N\left[\dfrac{\omega}{2} - \dfrac{\pi}{N}\left(k + \dfrac{1}{2}\right)\right]\right\}}{\sin\left[\dfrac{\omega}{2} - \dfrac{\pi}{N}\left(k + \dfrac{1}{2}\right)\right]} + \frac{\sin\left\{N\left[\dfrac{\omega}{2} + \dfrac{\pi}{N}\left(k + \dfrac{1}{2}\right)\right]\right\}}{\sin\left[\dfrac{\omega}{2} + \dfrac{\pi}{N}\left(k + \dfrac{1}{2}\right)\right]} \right] \right\} \tag{10.4.13}$$

式中

$$H_{\frac{N-1}{2}}(\omega) = \begin{cases} \dfrac{\left|H\left(\dfrac{N-1}{2}\right)\right|}{N} \cdot \dfrac{\cos\left(\dfrac{\omega N}{2}\right)}{\cos\left(\dfrac{\omega}{2}\right)}, & M = \dfrac{N-3}{2}, \quad N \text{为奇数} \\[4mm] 0, & M = \dfrac{N}{2} - 1, \quad N \text{为偶数} \end{cases} \tag{10.4.14}$$

【例题 10.3】 利用频率抽样法设计一个频率特性为矩形的理想低通滤波器，截止频率为 0.5π ，抽样点数为 $N = 33$ ，要求滤波器具有线性相位。

【解】 理想低通频率特性如图 10.19 所示。

$$\left|H_d(e^{j\omega})\right| = \begin{cases} 1, & 0 \leqslant \omega \leqslant \omega_c \\ 0, & \text{其他} \end{cases}$$

按 I 型频率抽样方式， $N = 33$ ，得抽样点（图 10.19(a)）

$$\left|H(k)\right| = \begin{cases} 1, & 0 \leqslant k \leqslant \text{Int}\left[\dfrac{N\omega_c}{2\pi}\right] = \dfrac{N-1}{4} = 8 \\[3mm] 0, & \text{Int}\left[\dfrac{N\omega_c}{2\pi}\right] + 1 = 9 \leqslant k \leqslant \dfrac{N-1}{2} = 16 \end{cases}$$

图 10.19 I 型频率抽样序列和频谱曲线

得线性相位 FIR 滤波器的频率响应(式(10.4.9))

$$H\left(e^{j\omega}\right) = e^{-j16\omega}\left\{\frac{\sin\left(\frac{33\omega}{2}\right)}{33\sin\left(\frac{\omega}{2}\right)} + \sum_{k=1}^{16}\frac{|H(k)|}{33}\cdot\left[\frac{\sin\left[33\left(\frac{\omega}{2}-\frac{k\pi}{33}\right)\right]}{\sin\left(\frac{\omega}{2}-\frac{k\pi}{33}\right)} + \frac{\sin\left[33\left(\frac{\omega}{2}+\frac{k\pi}{33}\right)\right]}{\sin\left(\frac{\omega}{2}+\frac{k\pi}{33}\right)}\right]\right\}$$

过渡带宽为 $2\pi/33$,阻带衰减为–20dB。

增加一个过渡带抽样点,令 $H(9)=0.5$,过渡带宽: $4\pi/33$,阻带衰减: –40dB 。理想序列频率抽样序列 $H(k)$ 和对应的频谱如图 10.20 所示。

图 10.20 I 型频率抽样序列和频谱曲线(增加 1 个过渡点)

增加两个过渡带抽样点且增加抽样点数为 $H(17)=0.5886$, $H(18)=0.1065$, $N=65$,过渡带宽为 $6\pi/65$,阻带衰减为–60dB。如图 10.21 所示。

图 10.21 I 型频率抽样序列和频谱曲线(增加 2 个过渡点)

随着过渡点的增加,阻带衰减在增加;但是过渡带宽度也在增加。因此,滤波器设计是一个考虑过渡带和衰减折中的优化过程。

10.5 IIR 和 FIR 数字滤波器的比较

本书介绍了 IIR 和 FIR 数字滤波器的设计方法,现在通过表 10.3 将两种滤波器的优缺点进行描述。

表 10.3 性能指标对比

IIR 滤波器	FIR 滤波器
$h(n)$ 无限长	$h(n)$ 有限长
极点位于 z 平面任意位置	极点固定在原点
滤波器阶次低	滤波器阶次高得多
非线性相位	可严格的线性相位
递归结构	一般采用非递归结构
不能用 FFT 计算	可用 FFT 计算
可用模拟滤波器设计	设计借助计算机
用于设计规格化的选频滤波器	可设计各种幅频和相频特性的滤波器

10.6 脑电信号的 FIR 数字带通滤波器滤波实例

使用带通 FIR 滤波器对脑电信号进行滤波。FIR 带通滤波器截止频率为 6Hz 和 12Hz,使用 129 阶的布莱克曼窗函数,EEG 采样频率为 50Hz。设计带通滤波器,并绘制原始 EEG 信号、滤波后 EEG 信号、原始 EEG 频率、滤波后 EEG 频谱,同时绘制带通滤波器频谱特性曲线,结果如图 10.22 和图 10.23 所示。

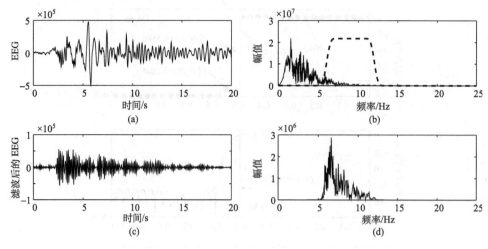

图 10.22　脑电信号的 FIR 数字带通滤波器结果图

Matlab 代码

图 10.23　低通滤波器线性相位特性示意图

习　题

10-1　编写 Matlab 程序，仿真图 10.1 中的线性相位和非线性相位滤波器。

10-2　绘制五种窗函数时域形状和频谱曲线。

10-3　设置参数绘制凯泽窗时域和频谱曲线。

10-4　仿照例题 10.2，设计带通、带阻滤波器。

10-5　采用 II 型抽样方法，重做例题 10.3，并与 I 型进行对比。

10-6　用频率抽样设计法设计一个线性相位 FIR 带通滤波器，采用 II 型，设 $N = 22$，理想频率特性为

$$\left|H_d\left(e^{j\omega}\right)\right| = \begin{cases} 1, & 0.2\pi \leqslant \omega \leqslant 0.4\pi \\ 0, & \text{其他} \end{cases}$$

第 11 章　酒精作用下小鼠海马区神经元放电规律研究

11.1　研究背景及意义

11.1.1　酒精与小鼠大脑记忆功能的联系

酒精(alcohol/ethanol)作为酒的主要成分，是常见的一种成瘾物质。酒精(乙醇)是一种亲神经的麻醉剂，对中枢神经系统具有抑制作用，可以导致大脑皮层活动受到抑制，脑功能紊乱，甚至可能会导致饮酒机体神经行为功能发生改变，造成机体发生学习记忆认知以及运动协调等多种行为功能方面的障碍。不管是慢性还是急性大量饮酒，都可能会引起脑损伤。

酒精对脑功能的损伤主要表现为对学习记忆能力的损伤，海马是大脑对信息进行处理的重要脑区，与机体的学习记忆和空间定位等功能有着密切的联系。人脑的海马的体积比小鼠大脑的海马体积大很多倍，但是因为其结构极其相像，所以可以通过对小鼠的海马区进行研究来了解人类海马的结构和功能。近年来一系列的成果都说明酒精改变了海马的神经生理。总之酒精可以通过影响中枢氨基酸类神经递质的生成或分解，引起氨基酸含量比值的变化，从而作用于中枢神经系统。酒精与神经递质系统在海马系统的相互作用研究表明，酒精会影响海马神经生理。因此，可以使用海马神经生理学来探讨酒精对小鼠记忆功能的影响。

从结构以及功能方面来说，大脑是生物体内最复杂的组织，其最基本的单元是神经细胞。神经系统是由神经组织所构成的、动物和人体最复杂的器官系统，主要由分散的和集中的神经细胞集合而成，电活动是神经活动的基本特征。作为神经活动基本单位的神经元，以生物电的产生、变化以及传播为特征。在研究神经系统信息传导机制方面，神经系统的电生理特性是其中一个重要内容。而在研究神经系统电生理特性方面，有两种非常重要的测量信号，这两种信号为细胞外动作电位以及场电位。动作电位(Action Potential, AP)是神经元兴奋和活动的标识，是神经信息编码的基本单元。对神经元的动作电位进行研究，有助于认识神经元基本活动的规律。而单个神经元的细胞外动作电位又称为单元电位(unit)，或者称为锋电位(Spike)，锋电位是动作电位的特征性部分，反映了单个神经元的兴奋和活动。许多个神经细胞的电位整合后的电位称为场电位(Field Potential, FP)，反映了某个神经元群的综合电活动。

11.1.2　葛根素对急性饮酒机体的作用

在缓解酒精对人体伤害作用方面，古代医家早已认识到饮酒过量对机体器官组织以及神经系统的损害。而葛根是一种豆科植物，是多年生落叶藤本植物野葛或甘葛藤的根，用于解酒已有悠久的历史，如今应用在治疗酒精中毒方面的研究日益受到人们的关注。葛根素(puerarin, PE)是从中药葛根中提取的一种异黄酮单体，是葛根的主要有效成分。临床主要将葛根素用来治疗高血压、冠心病以及脑血管病等。有研究表明，酒精会引起机体发生氧化反应，葛根素对这种反应有明显的拮抗作用。此外还可以减少嗜酒大脑对酒精的摄取，有效缓解酒精中毒导致的神经系统紊乱的症状，对脑组织细胞起到保护作用。

国内外在葛根对酒精作用的研究方面大都集中在药理实验研究。国内有关研究大部分为葛花解醒汤的加减方法和葛根总黄酮的研究，采用所致动物中枢抑制的方法，研究葛根总黄酮对抗啤酒所致小鼠中枢的抑制作用；发现葛花解醒口服液对高、低剂量酒精中毒引起的中枢神经系统变化有一定的对抗性；自制葛根汁饮料，观察到该饮料能降低血醇浓度及使酒精所致的血液黏度异常恢复正常。此外，有人从葛根中提取到两种受体活性化合物：葛根素和黄豆苷元，通过实验研究为葛根醒酒提供了药理依据。同时，国外大部分研究为葛根具体成分的药理研究。通过研究葛根素作用急性中毒大鼠的 β-内啡肽(β-endorphin, β-EP)、丙二醛的水平，发现葛根素可通过抑制 β-EP 的释放和抗自由基、减轻脂质过氧化、改善血液流变学等作用拮抗急性酒精中毒对神经系统和肝脏的损害，发现葛根素对酒精中毒有保护作用。

11.2 神经元电信号原理

11.2.1 神经元电信号的概念及其类型

静息电位是正常神经元在安静状态下的功能表现，而神经元电信号是指在静息电位基础上神经元所发生的膜电位变化。按照神经元静息电位变化的表现和传播特性，可以分成局部变化和传播性变化两类。第一类包括感受器电位、突触电位等，以等级性和局限性为特征，称为局部电位(LFP)。第二类是在第一类基础上产生的电信号，其大小形态固定不变，并且可以进行长距离传播，称为动作电位(也称为锋电位)。动作电位是神经元兴奋或功能活动的标识，不同神经元的动作电位可能在形态上有些微小差异，但其基本形式非常相似，是神经电信号的通用形式及神经信息编码的基本单元。因此，对大脑神经系统的工作机制进行探索及研究，最基本的就是同时记录神经元的锋电位和场电位信号。

11.2.2 神经元电信号的产生机制

与静息电位产生的机制一样，神经电信号也是由离子的跨膜移动所致。静息电位是钾离子外流、钠离子内流形成的一种跨膜离子电流的"平衡状态"。而离子的跨膜浓度差、通透性(离子通道的开关状态)和离子平衡电位之间相对作用的大小是这种平衡的决定因素。因此，理论上，众多离子(如钾离子、钠离子或其他离子如氯离子、钙离子)的跨膜浓度差及通透性的改变，均可导致膜电位偏离静息电位。事实上，细胞内外的离子浓度差相对稳定，也不是可调控的因素，并且静息状态下神经元膜主要对钾离子有通透性，一般只有钾离子的浓度差改变时，才能影响静息电位，而其他离子浓度差的改变影响不大。所以离子的通透性的改变或离子通道的活动通常是静息电位变化的主要方式。

11.2.3 神经元电信号的传导及神经信息的编码方式

神经元电信号的传导是指电信号在同一个神经元上的传导，是神经元传播的基本环节。

根据传播特征，神经电信号有局部电位和动作电位两种，膜的电学特性对局部电位而言，只能进行被动传导，随距离的加大而显著衰减，所以只能局限于产生部位附近；而对于动作电位而言，它可通过主动传导方式进行全幅式传导，是一种无衰减性传导。

动作电位作为神经元活动标志的电信号，它们的形态大小相似，并不能包含其代表的所有神经信息。神经信息通过动作电位进行编码的机制虽然还没有完全被了解，但毫无疑问的是神经信息编码的基本单位就是动作电位。关于神经信息的编码，实际上主要是通过动作电位的发放频率(firing frequency)和发放模式(firing pattern)来进行的。因为神经纤维具有恢复幅值的再生机制，所以动作电位的信息主要表现在其时间发放序列上。所以通过分析动作电位的时间发放序列，如分析锋电位的放电率及峰峰间期，可以获得神经元动作电位的发放模式特征，推动对神经信息的编码规律的认识。

11.2.4 电生理技术中微电极阵列的发展与应用

大脑神经系统电信号主要包括神经元锋电位和场电位，信息处理机制十分复杂。获得活体大脑环境中神经元电活动信息是研究大脑信息处理机制的必要条件，所以要研究大脑神经系统工作机制，最基本的就是同时记录神经元的锋电位和场电位信号。根据电极放置于细胞之间的相对位置，电生理信号的记录方法可以分为细胞内记录、细胞外记录和膜片钳技术。每种技术可以获得特定的神经元特性，关于活体测量神经元电信号方面通常采用细胞外记录技术。在活体研究神经电生理方面，微电极阵列技术的产生与应用为同时检测大量神经元的电活动信息提供了一种理想的方法。在对神经细胞及其网络的工作机制进行深入研究等方面具有重要的意义。因此，微电极技术的发展和应用对神经电生理研究有着关键的作用。

近些年来，多记录点微电极阵列技术得到迅猛发展，这种电极采用半导体硅材料，并且由先进的微电子集成电路制造技术制成。这种电极体积小、结构形式多样、性能稳定，并且还有着对大脑组织细胞损伤小的优点，不论在二维还是三维脑区中，它们都可以同时进行上百个记录点的神经元电信号的检测。在神经电生理研究领域，该类微电极获得了成功的应用，不仅如此，在临床残疾患者的康复治疗方面近几年也得到了成功的应用。除此以外，高密度微电极阵列记录技术在很大程度上促进了人类在神经编码、神经网络信号处理以及信息存储机制领域的发展。

微电极阵列技术为神经电生理检测提供了一种比较理想的手段，半导体微电极阵列将来会应用得更加广泛、更加方便。半导体硅微电极阵列主要分为两大类：一类是可以用于在体检测的微电极阵列，包括 Utah 电极(平面电极)或为 Michigan 电极(线性电极)；另一类是用于离体检测的半导体多电极阵列，包括对离体脑片或者体外培养的神经元细胞电信号的检测。本书采用的微电极阵列为可在体检测的微电极，其体积小、密度高，并且对神经元细胞损伤小，还具有高时空分辨率的特性，将该电极插入大脑目标区域，即可同时获得大量神经细胞电生理的活动信息。此外，由于人工制作或实验操作限制，有时候微电极阵列中某一通道会受到损坏，但这并不会影响其他通道对于周围神经元放电信号的采集。因此，微电极阵列十分适合对大脑神经元的锋电位发放进行采集与分析。

集成微电极阵列记录技术能够同时获得大量神经细胞的活动信息，作为检测神经电生理的一种有效手段，其在深入研究大脑神经细胞工作机制方面有着重要的意义，对开发控制和治疗神经系统疾病及损伤的新方法也有着十分重大的影响。

11.3 锋电位的检测与分类

  神经科学方面许多问题依赖于各种行为条件下记录到的神经元锋电位活动。微电极阵列技术的发展为获得神经元的多个锋电位信号和场电位信号提供了坚实的基础。但在进行锋电位信号分析之前，需先分清单元电位和总体电位之间的区别。如果采用合适的细电极进行测量就可以记录到单根神经纤维的电活动，这种单根神经纤维通常称为一个单元。但是一般在记录时，信号中经常含有多个锋电位序列。但这种来自多个神经的多单元信号的几个锋电位混在一起，通常不能得到什么结果。所以完成信号记录之后，需要从总体电信号中提取出锋电位，并将来自不同神经元的锋电位区分开来。由此可见，锋电位检测和分类在研究电生理信号方面十分关键。对锋电位进行处理的过程如图 11.1 所示，完成分类的基本步骤为：①锋电位检测；②根据锋电位波形进行锋电位特征提取；③根据这些特征完成锋电位聚类。

图 11.1 神经元锋电位信号处理结构图

11.3.1 锋电位的检测

  对锋电位的检测实际上就是找出锋电位发生的时间点，然后提取出锋电位波形。实现锋电位检测最基本的算法是阈值检测法，该算法的中心思想是设定一个电压阈值，当信号电压值大于设定的这个阈值时，就认为检测到了一个锋电位。锋电位检测中存在的最大的干扰以及挑战就是信号中存在各种不同强度的噪声。由于这些噪声的存在及干扰，在锋电位检测之前，需要对锋电位信号进行降噪处理，然后再设定阈值，以此来提高锋电位检出的正确率。对锋电位信号进行降噪处理经常采用的方法是小波变换。

  关于阈值的设置，开始时实验者根据经验以及对锋电位信号的观察，手动设定一个阈值，这个阈值称为定阈值。在线实现锋电位检测时，定阈值因为需要经过多次尝试后才能达到最优，所以在实现在线检测锋电位时显得灵活性差。之后，人们根据信号本身的一些特性，对锋电位自动计算出一个阈值，实现了自动阈值的设定。

11.3.2　锋电位的特征提取与分类

对锋电位进行分类，就是将不同神经元发放的锋电位信号区分开来，也就是将检测到的锋电位信号分为多个锋电位序列，这些序列代表着多个不同的神经元。在锋电位的分类算法中，基于特征提取的分类算法发展最多并且应用最广。该算法是利用锋电位信号的主要特征进行分类，先使用特征提取算法将信号的主要特征提取出来，再转换到聚类空间中进行聚类。这种算法中对分类准确率和效率影响很大的因素是特征提取和聚类算法的选择。除此之外，还有一些分类准确率较高的算法，如基于独立分量分析、小波分析、人工神经网络、数据建模等算法。这些算法可以分离重叠锋电位，但相应的算法理论与实现也比较复杂。完成对单个神经元发放的锋电位进行提取后，依据发放频率、锋电位周期、发放自相关图等，可以对完成分类的锋电位进行进一步归类。将由锥体细胞或中间神经元发放的区分开来，然后就可以对神经元锋电位的发放模式，或者对锋电位发放与场电位各频率分量之间的相互关系等进行研究，从而揭示大脑神经系统的工作机制。由于一个电极很可能检测到多个神经元的电活动信号，所以要对锋电位进行分析，必须先进行分类。锋电位分类在多电极记录实验的数据处理中是后续处理步骤的基础。锋电位的分类实现步骤主要包括提取锋电位波形特征和聚类两部分。

(1) 锋电位的波形特征提取。最开始是采用选定锋电位的形态特征（幅值、宽度等），将这些形态特征作为特征量来进行锋电位波形特征提取的。这种方法适用于波形特征相差较大的锋电位，分类效果比较好，但对于形态相似的那些锋电位，则很难区分。实际上，单电极记录到的锋电位信号基本都含有形态相似但类型不同的锋电位信号。之后，为了优化锋电位波形特征量的提取效果，人们引进了模式识别中的特征提取技术，如主成分分析法、小波变换法。用最具有代表性的特征量来区分极为相似的锋电位，这是研究者一直在追求的目标。

(2) 超顺磁聚类方法实现分类。从神经元锋电位信号中提取出锋电位后，对锋电位的波形特征进行提取，利用已经得到的波形特征量，实现对锋电位进行分类。本书采用的聚类方法为超顺磁聚类方法(SuperParamagnetic Clustering, SPC)，超顺磁聚类方法是一种可以对不满足低方差、高斯分布的数据实现自动分类的分类方法。实际应用的时候，在实验中对大量数据进行超顺磁聚类分析是非常耗时的。该方法基于每个数据点和它满足 K 邻近规则(K-Nearest Neighbors, KNN)点之间的模拟相互作用，通过一个蒙特卡罗迭代模型 Potts 实现。此方法读者可以参阅相关文献进行学习。

11.4　电生理及验证性实验设计方案

11.4.1　实验总体框架

实验系统总体框图如图 11.2 所示。实验包括电生理实验和 T 型迷宫实验。利用微电极阵列，使用多通道数据采集系统进行电生理信号采集；使用 T 型迷宫，获得小鼠方向选择正确率信息。

图 11.2　实验总体框图

11.4.2　动物手术

动物准备

　　雄性 ICR 小鼠在成年后（出生后 36 天，30～35g），从南京江宁青龙山动物实验中心购买后，被饲养在笼子里为期 7 天。保持恒定温度 25±1℃，控制照明每天 12h，湿度为 55±10%，食物和水的供应不受限制。

11.4.3　实验方案

　　小鼠急性饮酒分为轻度饮酒及重度饮酒，本研究选择 1.5g/(kg 体重)（重度）、0.5g/(kg 体重)（轻度）。根据之前的研究，葛根素主要的有效剂量范围为 25～100mg/kg。本研究选择葛根素剂量为 25mg/kg 和 50mg/kg，所有的药物都是腹腔注射(i.p.)。第一组(G1)、第二组(G2)、第三组(G3)和第六组(G6)小鼠分别注射生理盐水 1.5g/kg、葛根素 50mg/kg、酒精 1.5g/kg 和酒精 0.5g/kg。第四组(G4)和第五组(G5)小鼠注射酒精 1.5g/kg。20min 后，分别注射葛根素 25mg/kg、50mg/kg。第七组(G7)和第八组(G8)小鼠注射酒精 0.5g/kg 后，分别注射葛根素 25mg/kg、50mg/kg。每组小鼠 8 只。

11.4.4　电生理实验

　　开颅手术完成后，即可进行插电极操作。小鼠颅骨图如图 11.3(a)所示，电极插入位置为距离前卤点 1.8mm，离中线 1～2mm 处，插入深度为 1～2mm(海马区)，然后放好参考电极和接地电极。电极在海马区插入位置见图 11.3(b)，上下微调电极位置，直到记录到明显的锋电位信号，小鼠采集信号实验现场如图 11.3(c)所示。

设置信号采集处理系统 Cerebus 的各项参数：以采样频率为 30kHz 进行原始数据采集，调整采样频率为 2kHz 得到局部场电位（Local Field Potentials，LFPs）；再选择 250～7500Hz 带通滤波，设定阈值为–5.00RMS 增益，选取信噪比超过 1.5 的锋电位为每个细胞外神经电位，即锋电位。边观察采样窗口扫描波形，边调整记录电极尖端深度，直至采样记录窗口出现的放电波形大于阈电位。实时观察采样电信号的信噪比（Signal Noise Ratio，SNR）大小，当 SNR 值大于 1.5 且较稳定后采集记录神经放电信号。以每 300 秒为一采集记录单位，按照系统设定的存储文件格式将采集到的信号进行存档以作进一步离线分析。

(a) 小鼠颅骨图　　　　　　(b) 电极在海马区插入位置　　　　　(c) 实验中电极植入图

图 11.3　小鼠颅骨及电极植入图

　　为了减小由于麻醉苏醒状态电信号的改变引起的误差，手术完成后等待小鼠清醒后再进行酒精等药物实验。因此在实验中需判断小鼠麻醉状态，方法为观察小鼠趾的刺激反射（趾蹼反射）和角膜反射。小鼠清醒后，记录小鼠该状态下神经元放电信号，然后即可采取腹腔注射方式对小鼠注射酒精进行实验。记录神经元放电信号时间点分别为小鼠复苏后急性饮酒前 0min 以及急性饮酒后 20min、40min、60min、80min，每个实验点记录 5min。

11.4.5　迷宫实验

　　电生理实验在生物细胞级别上，通过研究药物对神经元放电的变化，探究了药物对小鼠记忆功能的影响。本书进一步采用 T 形迷宫实验，从行为学方面宏观地研究药物对小鼠记忆功能的影响，以此来验证电生理实验的结果。迷宫实验测量小鼠大脑空间记忆改变的实验分组与电生理实验分组一致。与改变迷宫壁颜色的方法相比，加入投食强迫训练更能准确地测试动物空间工作记忆能力。在进行该实验训练之前，需要注意控制小鼠的食量，使体重保持在非禁食小鼠的体重的 85%。

训练过程

　　进行药物实验时，在与电生理实验记录神经元电信号相同的时间点对小鼠进行 T 形迷宫实验，统计小鼠实验中选择的方向，统计迷宫实验中小鼠的方向选择正确率，以此来评估酒精及葛根素对小鼠记忆的影响。

11.4.6　数据统计处理

　　本书的实验数据采用均值±标准差的形式表示，在比较神经元锋电位分析小鼠海马区神经元发放率、T 形迷宫实验中方向选择正确率变化时，本书采用的数据统计方法为 T 检验。T 检验，也称为学生 T 检验，主要用于样本含量较小（样本容量小于 30）、总体标准差未知的正态分布数据。它是用 T 分布理论来推断差异发生的概率，从而判定两个平均数的差异是否显著。如果对同一对象的不同处理得到的一对样本数据进行差异显著性分析，那么，可以用成对 T 检验。显著性水平用概率值 P 表示。一般，当 $P<0.01$ 时，表示差异非常显著；当 $P<0.05$ 时，表示差异显著；当 $P>0.05$ 时，表示差异不显著。本书采用 SPSS 11.5 统计软件进行常规统计。

11.5 急性饮酒小鼠实验数据采集与处理

11.5.1 采集过程中的原始信号

多通道数据采集系统进行信号采集时的软件运行如图 11.4 所示。

图 11.4 实验记录过程中八通道锋电位波形图

图 11.4 为软件 Spike Panel 窗口，用来观察信号采集中各通道锋电位波形情况。实验选择的电极为八通道微电极，所以该图中显示的为八通道锋电位采集的原始信号波形。实验通道选用的为通道 21（chan21）到通道 28（chan28）。图 11.4 中通道 22 与通道 26 未检测到锋电位，其他六个通道检测到的锋电位波形如图 11.4 所示。

双击 Spike Panel 中的任一通道，可打开 Single Neural Channel Configuration 窗口，单独查看或更改该通道信号检测的参数。可进行在线分类算法、滤波频率、锋电位检测阈值以及采样频率等的设置。图 11.5 为实验记录过程中单通道锋电位采集图，该窗口为单通道锋电位设置模块，图中显示了采集时通道 28 采集神经元电信号的设置及波形，包括局部场电位和锋电位。调试时可根据实际需要进行参数的更改。

图 11.5　实验记录过程单通道锋电位采集图

11.5.2　锋电位的检测

对获得的神经元电信号采用 250～7500Hz 带通滤波，然后采用阈值检测法对锋电位进行检测。阈值检测法的算法为：当 $X_i \geqslant |\mathrm{Thr}|$ 时，检测出 Spikes 信号。本书中，每个锋电位采样点为 48。

自动阈值的设定经常由标准差、灰度值等来进行计算。如果锋电位信号各采样点的幅值为 x ，锋电位信号采样的点数为 n ，采用的自动阈值如下：

$$T = a \times \mathrm{median} \left\{ \frac{|x|}{0.6745} \right\} \tag{11.5.1}$$

设定阈值为–5.00RMS 增益，即 a 的值选为–5.00；选取信噪比超过 1.5 的电位认定为每个细胞外神经电位，获得锋电位。

11.5.3　锋电位的分类

完成锋电位的记录后，要实现神经元放电率的统计与分析，需先对锋电位实现分类，将同一电极上采集的不同类神经元发放的锋电位信号区分开来。锋电位的分类步骤主要包括提取锋电位波形特征和聚类两部分。

先采用小波变换来进行锋电位的特征提取。基于小波变换特征提取算法，先利用 Haar 小波，实现对锋电位的三级离散变换，将信号分解到不同的尺度，以此得到各个锋电位波形的离散小波系数。选取前 6 个小波系数作为此锋电位波形的特征量，为实现锋电位的聚类做好准备。

波形特征提取完成后，利用已经得到的波形特征量，使用聚类算法实现对锋电位的分类。本书采用超顺磁聚类方法来实现锋电位的分类。根据超顺磁分类算法原理，分类结果主要取决于温度，高温度值对应着临近点状态一起改变的低概率。在聚类问题上，低温度时，所有的点同时改变它们的状态并且会被认为这些点是一个类；高温度时许多点会与其他点相互独立地改变自身的状态，因此数据会被分成几个类，并且在超顺磁阶段对应的温度段中，只有被分在同一组的点会同时改变它们的状态。选择合适的温度，使得不同类的波形相互区分开。

锋电位聚类结果如图 11.6 所示。图 11.6（a）为检测后的锋电位波形，其中包含不同类的锋电位波形及无规律特征的噪声波形。对此电信号进行分类后，原始锋电位波形被分成三类，Cluster1、Cluster2、Cluster0，如图 11.6（b）(c)(d)所示。Cluster1 和 Cluster2 为分类后的锋电位信号，Cluster0 为噪声。

图 11.6　锋电位分类结果图

(a)为检测到的锋电位波形，(b)、(c)、(d)为分类后的结果。其中，横轴为锋电位波形的采样点，纵轴为锋电位幅值(μV)

锋电位检测分类后结果如图 11.7 所示，图 11.7（a）为检测前神经元放电信号，图 11.7（b）为检测后的锋电位序列，图 11.7（c）为进行锋电位分类后得到的锋电位序列。对此锋电位发放序列进行单位时间内的放电个数统计，即可分析神经元的平均放电率变化。

11.5.4　电生理结果分析

对 Spikes 完成分类处理后，即可统计小鼠海马区神经元在注射酒精前后的平均放电率。因为小鼠个体的电生理差异特性，所以对每组小鼠的平均放电率进行了归一化，将急性饮酒前的平均放电率，即 0 时刻的平均放电率设为 1.0。完成归一化后的急性重度及轻度饮酒小鼠海马区神经元放电率如表 11.1 所示。

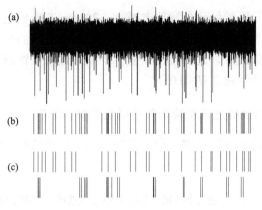

图 11.7　锋电位检测分类结果图

表 11.1　急性重度及轻度饮酒小鼠神经元放电率变化表

分组	剂量（g/kg 体重）	0min	20min	40min	60min	80min
G1	生理盐水（1.5）	1.00±0.10	0.94±0.08	0.96±0.05	0.96±0.07	0.97±0.13
G3	酒精（1.5）	1.00±0.12	0.36±0.09	0.54±0.13	0.73±0.08	0.82±0.16
G6	酒精（0.5）	1.00±0.12	1.05±0.07	1.02±0.08	0.99±0.12	1.00±0.11

11.6　急性重度饮酒对小鼠模型电生理研究

11.6.1　急性重度饮酒对小鼠海马区神经元放电率的影响

急性重度酒精作用于小鼠的神经元放电率变化情况见图 11.8。注射生理盐水前后，生理盐水组（G1 组）与注射前相比，神经元放电率在注射后 20min 稍微有点下降，在接下来一个小时内的每个时间段，神经元平均放电率基本保持不变。与生理盐水组相比，急性重度饮酒小鼠组（1.5g/kg，G3 组）海马区神经元平均放电率小于 G1 组平均放电率；G3 组小鼠

图 11.8　急性重度饮酒小鼠海马区神经元平均放电率变化图

在急性酒精注射后，海马区神经元自发放电减小，20min 左右放电率最低，并且急性饮酒后的平均放电率远小于急性饮酒前(清醒状态)；并且随着时间的推移，神经元在单位时间内放电在逐渐增加(复苏状态)，之后慢慢恢复。小鼠急性重度饮酒前后神经元放电频率存在明显差异，差异有统计学意义($P<0.05$)。

11.6.2 急性重度饮酒对小鼠迷宫实验方向选择正确率的影响

对训练合格的小鼠进行迷宫实验，得出急性饮酒小鼠在迷宫实验中方向选择正确率变化值如表 11.2 所示。

表 11.2　急性饮酒小鼠迷宫实验中方向选择正确率变化表

分组	剂量(g/kg 体重)	0min	20min	40min	60min	80min
G1	生理盐水（1.5）	0.91±0.06	0.91±0.06	0.91±0.06	0.91±0.02	0.81±0.02
G3	酒精（1.5）	0.91±0.05	0.62±0.04	0.71±0.06	0.79±0.09	0.74±0.08
G6	酒精(0.5)	0.91±0.01	0.92±0.08	0.93±0.07	0.97±0.02	0.81±0.09

急性重度酒精作用于小鼠迷宫实验中方向选择正确率的变化情况如图 11.9 所示。生理盐水组(G1 组)注射生理盐水后与注射前相比，在 80min 之内的每个测试点，方向选择的正确率基本保持不变，80min 时正确率下降。重度饮酒小鼠组(1.5g/kg，G3 组)方向选择正确率小于 G1 组正确率；G3 组小鼠在急性酒精注射后，方向选择正确率在注射后 20min 时达到最低，随后正确率增加，80min 时正确率降低，但每个时间段，G3 组的方向选择正确率均低于 G1 组。小鼠急性重度饮酒前后方向选择正确率存在明显差异，差异有统计学意义($P<0.05$)。

图 11.9　急性重度饮酒小鼠迷宫实验方向选择正确率变化图

11.6.3 实验结论

急性重度饮酒对脑记忆能力影响较大，具体表现为对记忆的抑制作用。在急性饮酒后大脑海马区神经元放电率比急性饮酒前有显著降低，大脑局部血流速度增加，并且迷宫实验方向选择正确率明显下降，表明空间记忆能力有明显降低。在急性饮酒后大脑海马区神经元放电率比急性饮酒前高，并且迷宫实验方向选择正确率有上升，表明空间记忆能力有提高。其中，80min 时迷宫实验正确率下降，是因为在实验中小鼠开始表现烦躁，可能是由于行为实验次数过多导致小鼠疲劳引起的。

习　　题

11-1　编写 Matlab 程序完成锋电位的提取。

11-2　简述神经电生理采集的意义。

11-3　查文献分析急性重度饮酒对脑血流的影响情况。

第12章　小动物脑水肿模型的神经血管耦合关联研究

12.1　研究背景及意义

12.1.1　脑水肿研究意义

脑水肿(brain edema)是神经科学常见危机重症，属于继发性病理过程，往往伴随着创伤、脑缺血、颅内肿瘤、颅内感染等疾病的出现，其形成机制复杂，相关因素很多。目前，临床上对于脑水肿形成及治疗的机制尚不完全清楚，从而导致治疗手段的单一或治疗进程的延误。能够及早判定脑水肿的发病机制，采取精准有效的治疗手段阻止脑水肿的发展并缓解原发性疾病的加重，是临床上迫切需要解决的问题。

脑水肿病理特性多样，其形成机制大多认为与血脑屏障、水通道蛋白、酶屏障等相关，尤其是血脑屏障的受损程度是脑水肿病理模型评估的重要依据。当血脑屏障受损时，神经血管耦合机制会受脑组织炎症因子(水通道蛋白等)的调控，相应的脑血流动力学参数和神经电位信号必将相互补偿。大脑的神经活动与血流动力学之间紧密配合的机制被称为神经血管耦合机制。本章目的在于介绍与研究大鼠脑水肿模型发生发展和治疗过程中的神经血管耦合补偿机制相关的测量技术和方法，为将来从神经血管耦合角度研究、评估脑水肿提供必要的科学参考。

12.1.2　脑水肿诱发机制研究现状

脑水肿诱发机制及药物治疗作用机制的研究，目前主要通过离体组织显微观测以及组织蛋白免疫方法对动物脑水肿病理模型进行判定。脂多糖是大肠杆菌细胞壁上的主要成分，也是其主要的致病因素，与脑水肿的发生密切相关。脑内注射脂多糖可以诱导脑组织肿瘤坏死因子(TNF-α)、白介素(IL-1β)、水通道蛋白(AQP4)等炎症因子的 mRNA 表达增加及脑损伤。上述免疫分析方法都是术后进行的，很难在临床上反映脑水肿发生过程的变化规律。然而，脑水肿病理特征是实时发展变化的，其水分滞留部位、血脑屏障受损程度都需要实时动态监测。

脑水肿模型的神经血管耦合补偿和调控机制与脑水肿的诱发机制存在强烈的关联。脑水肿模型的神经血管耦合调控机制问题，是制约脑水肿临床监测与治疗方法效率的瓶颈问题和关键问题。研究神经血管耦合机制的参数主要包括：神经电信号(ElectroCortico-Graphy，ECoG)、局部脑血流(regional Cerebral Blood Flow，rCBF)和血氧参数(血氧饱和度，Oxygen Saturation，SO_2；含氧血红蛋白含量，Oxyhemoglobin，HbO_2；脱氧血红蛋白含量，deoxyhemoglobin，Hb)。神经血管耦合单元(Neurovascular，NVU)由神经元、星形胶质细胞和血管构成，其中神经活动释放的神经递质与星形胶质细胞上的受体结合激活钙信号并传递至附近的毛细微血管上，激活相应信号通路并释放血管活性物质引起血管舒张。血脑屏障的基本结构包括核心结构脑毛细血管内皮细胞及其间紧密连接的内皮星形胶质细胞终足，这和神经血管耦合涉及的组织极为相近。因此，基于神经血管耦合机制研究血脑屏障的受损程度，能够从根源上分析脑水肿的形成机制，是一个重要的研究方向。

12.1.3　神经血管耦合参数测量方法

研究者尝试建立描述神经元电信号、血流、血氧等参数耦合关系的数学模型。研究者采用多种技术实现神经血管耦合参数（神经元电信号、血流、血氧等信号）的测量，并应用于神经科学研究中。相关研究方案及测量设备如图 12.1 所示。神经电信号（ECoG）采用微电极阵列（Multi-Electrode Array，MEA）进行采集，直接反映了神经元活动情况。神经血管耦合是现代神经功能成像技术的基础，PET、fMRI 以及各种光学脑功能成像技术都是在此基础上建立的。这些技术通过测量代谢产物的变化，间接表征脑功能活动。研究者探讨了ECoG 的 LFP 信号和 fMRI 的 BOLD 信号在大鼠模型上的关联关系。经颅激光多普勒技术被用于研究不同程度缺氧情况下的神经血管耦合研究，但是该技术无法实现区域内多根血管的血流成像。

图 12.1　神经血管耦合机制研究方案及测量设备

光声成像（Photoacoustic Imaging，PAI）是一种介于组织器官和细胞层面之间的检测方法，具有一定的深度和空间分辨率。光声成像研究了神经活动相关联的代谢产物，并将其与 ECoG 实现同步测量并进行对比研究，证明了血氧、血流等代谢现象对于研究神经血管耦合机制具有重大的意义。然而光声成像需要进行扫描，操作较为复杂，系统成本较高，而且为接触式测量。

联合激光散斑成像（Laser Speckle Imaging，LSI）和内源光学信号成像（Optical Intrinsic

Signal，OIS）技术，可以实现大鼠脑部血流和血氧成像，满足神经血管耦合研究的需求。利用激光散斑造影对大鼠心脏骤停后脑血流进行了实时监测，研究首次以高空间和时间分辨率图像的形式显示了在心脏骤停后的实时 CBF 变化，证明了激光散斑成像技术能够为研究神经血管耦合和代谢调节提供一种可靠的技术手段。多模态光学成像方法（MW-LSI 和 3D OCT）也被用来长期观察病毒作用下小鼠 GCaMP6f 蛋白对神经血管的调控机制。通过激光散斑成像和小波分析来阐述脑血流量与血脑屏障之间的关系，表明血脑屏障的开通和静脉变化相关。

各种生理现象导致的神经血管耦合问题一直是研究的热点，研究者也尝试从神经血管耦合角度对各种神经活动产生的机理进行解释。神经血管耦合涉及的研究领域包括脊髓损伤、缺氧研究、婴儿痉挛、神经刺激、疼痛、多发性硬化、脑卒等。

12.2 神经电信号分析系统

12.2.1 微电极阵列技术

对于大脑功能的研究，基于 MEA 的电生理记录和分析是微观研究方法。从时间分辨率上讲，电生理记录可以达到毫秒级的采样精度。从空间分辨率上讲，单个电极的精度可以达到微米尺度，可以探测到单个神经元的活跃性。而多个电极组成的电极阵列可以从更大范围上记录皮层区域的神经活跃性。

按照维数来分，微电极阵列可以分为一维、二维和三维阵列。一维微电极阵列的记录点仅分布在一条直线上，用于记录大脑组织中以电极阵列为中心轴的小范围内神经元的信号；二维微电极阵列的记录点分布在一个二维平面上，用于记录大脑皮层或者内部组织中某个平面区域内神经元群体的信号。二维微电极阵列在大脑神经系统电生理研究中应用较广泛。根据记录点所在平面的方位，可以将二维微电极阵列分为水平型和垂直型两种。水平型微电极阵列的记录点位于各个记录杆的尖端，适用于大脑皮层浅表组织的神经信号检测。垂直型微电极阵列的记录点排列在各个记录杆上，适用于深部脑组织的记录，并且可以记录不同深度层次上神经元回路的电信号，如海马组织神经回路的信号。

12.2.2 神经元锋电位和场电位信号分析

在记录场电位信号时，由于微电极阵列记录点位置分布非常精确，从其记录的多通道数据，可以直观地观察到大脑组织局部区域中确定距离的不同位置上的场电位信号，便于研究神经电信号的传播过程，计算信号的传导速度和方向。例如，当线性一维或者垂直型二维微电极阵列记录点的排列方向与被记录的神经元细胞生长方向一致时，电极上的记录点可以依次测量到神经元树突、胞体和轴突不同层次上的电信号。

在记录神经元锋电位（spike potential）时，脑组织细胞外空间中，单个神经元发放的锋电位幅值随着距离的增加迅速衰减。因此，距离神经元较远的电极就记录不到信号。理论上，一个电极记录点能够记录到其周围数十个神经元的电活动，但实际上由于噪声影响或电极本身对神经元细胞产生的伤害，一个记录点仅能记录到数个神经元发放的锋电位。而微电极阵列具有许多记录点，可同时记录到电极附近多达数百个神经元的锋电位。

由此可见，利用微电极阵列能够记录到大量神经电信号，包括场电位和神经元群体的锋电位，为研究大脑的神经编码机制提供了重要的信息。

12.2.3 电生理实验设备

电生理实验数据采集系统为多通道神经信号采集系统(Cerebus，Blackrock公司)。该系统是多达256个电极的先进多通道系统，可以记录和分析动物大脑及其周围的神经元电活动。系统既可以用来记录麻醉或清醒状态下动物体的电信号，又可以记录体外培养细胞和脑切片的电信号。该系统由神经信号放大器、信号处理器及计算机组成，计算机与信号处理器间的相互通信通过网络实现。多通道数据采集系统图如图12.2所示。图12.2(a)为系统结构示意图，图12.2(b)为采集系统实物图。

(a) 系统结构示意图

(b) 采集系统实物图

图12.2 多通道数据采集系统

12.3 光谱血氧测量系统

12.3.1 近红外光谱血氧测量基本原理

血氧饱和度是反映血液含氧量的重要参数。血氧饱和度是指血液中被氧结合的氧合血红蛋白占血液中全部可结合的血红蛋白的百分比。人体的血液通过心脏的收缩和舒张脉动地流过肺部，一定含量的还原血红蛋白(Hb)与肺泡摄取的氧气结合变成了氧合血红蛋白

（HbO₂），约98%的氧与Hb结合成HbO₂后进入组织。这些氧通过动脉系统一直到达毛细血管，然后将氧释放，维持组织细胞的新陈代谢。

12.3.2　光谱血氧检测系统设计

本系统主要包括宽带光源、双光纤探头、光谱仪。其中宽带光源采用的是海洋光学HL-2000型光源，其能够提供300~1000nm的宽带光，而且能够在较长的时间内保持光谱光强的相对稳定。光谱仪采用海洋光学USB-2000型光谱仪，具有采样稳定、传输速度快等特点，能够满足系统设计的时间和空间采样频率。系统示意图如图12.3所示。

图12.3　光谱分析系统结构示意图

12.4　光学内源信号成像系统

12.4.1　光学内源信号成像基本原理

神经血管耦合是现代神经功能成像技术的基础，内源光信号成像技术、PET、fMRI以及各种其他光学功能成像技术都是在此基础上建立的。这些技术通过测量代谢产物的变化，间接表征脑功能活动。内源光信号是指不对组织施加外源性影响，如染色、荧光标记等，信号是由组织本身的光学特性（吸收和散射）变化所引起的。脑组织的吸收特性和多种生色团有关，包括氧合血红蛋白（HbO₂）、脱氧血红蛋白（Hb）、细胞色素 c、细胞色素氧化酶、NADH、FAD 等。而在脑功能研究中，一般认为在可见光范围和近红外波段，主要的吸收物质是血液中的血红蛋白。大脑皮层功能活动会引起局部HbO₂和Hb浓度的变化，从而改变脑组织的吸收特性。而内源光信号成像反映的是神经活动引起的局部血流动力学参数的变化，是对神经元电活动的间接反映。

内源光信号成像常常应用于神经活动相关的各种研究中，包括对单个神经元细胞、神经纤维、神经胶质细胞、脑切片等离体研究，也包括裸露的大脑皮层和透过颅骨进行无损伤测量的在体脑皮层活动研究。其中在体动物脑皮层实验中，内源光信号成像已经被广泛用于动物视觉、嗅觉、听觉和躯体感觉皮层的功能构建以及神经元活动的血流动力学响应方面。此外，内源光信号成像也被广泛用于脑的各种病理状态研究，包括 CSD、癫痫、脑缺血、脑缺氧等。

12.4.2 光学内源信号成像计算方法

光谱分析中常用的模型是朗伯-比尔定律，该定律主要描述的是光在穿过组织前后的光强变化，表达式为

$$A = \ln\left(\frac{I_i}{I_o}\right) = \varepsilon c L \tag{12.4.1}$$

式中，I_i 和 I_o 分别为光在通过样品前后的光强，A 通常为吸光度，c 为样品的浓度，L 为光程，ε 为摩尔消光系数。

将 0 时刻和 t 时刻的朗伯-比尔定律进行融合，得到吸光度的差值：

$$\Delta A = \ln\left(\frac{\frac{I_{i,t}}{I_{o,t}}}{\frac{I_{i,0}}{I_{o,0}}}\right) = \varepsilon \Delta c L \tag{12.4.2}$$

而通常情况，保证入射光的光强一致，也就是 $I_{i,0} = I_{i,t}$，所以标记如下：

$$\Delta A = \ln\left(\frac{R_o}{R_t}\right) = \varepsilon \Delta c L \tag{12.4.3}$$

式中，R_o 和 R_t 分别为基线时刻和某一时刻 t 测得的光强强度。在生理过程中，有多种物质表现出浓度上的变化，如 HbO_2 和 Hb 等，因此公式(12.4.3)写成

$$\Delta A(\lambda) = \sum_i \varepsilon_i(\lambda) \Delta c_i D_a(\lambda) \tag{12.4.4}$$

式中，λ 为波长，ε_i 为生色团的摩尔消光系数，Δc_i 为生色团的浓度变化，D_a 为差分路径因子，不同波长的光在组织中的光路径不尽相同。除了各组织的吸收，接收到的光强还和组织的散射有关。在光谱分析时，将散射视作另一个伪色团，从而将公式(12.4.4)表示为

$$\Delta A(\lambda) = \sum_i [\varepsilon_i(\lambda) \Delta c_i D_a(\lambda)] + \mu_s'(\lambda) \Delta s D_s(\lambda) \tag{12.4.5}$$

式中，$\mu_s'(\lambda)$ 为与色团摩尔消光系数类似的约化散射系数，Δs 用来表示散射的变化，$D_s(\lambda)$ 为伪色团的差分路径因子。通过该公式，就可以推算出具体的各生色团的浓度变化和光散射的变化。

逐一分析在可见光范围内需要考虑的色团，最终确定：氧合血红蛋白，还原血红蛋白，还原态的细胞色素 c(reduced cytochrome c, Cytc-R)，氧化态的细胞色素 c(oxidized cytochrome c, Cytc-O)，还原态的细胞色素氧化酶(reduced cytochrome aa3, Cytaa3-R)，氧化态的细胞色素氧化酶(oxidized cytochromeaa3, Cytaa3-O)以及 FAD 七种色团。可以得到

$$\Delta A(\lambda) = \varepsilon_{HbO}(\lambda) \Delta c_{HbO_2} D_a(\lambda) + \varepsilon_{Hb}(\lambda) \Delta c_{HbR} D_a(\lambda)$$

$$+\varepsilon_{\text{Cytaa3-R}}(\lambda)\Delta c_{\text{Cytaa3-R}}D_a(\lambda)+\varepsilon_{\text{Cytaa3-O}}(\lambda)\Delta c_{\text{Cytaa3-O}}D_a(\lambda)$$

$$+\varepsilon_{\text{Cytc-R}}(\lambda)\Delta c_{\text{Cytc-R}}D_a(\lambda)+\varepsilon_{\text{Cytc-O}}(\lambda)\Delta c_{\text{Cytc-O}}D_a(\lambda)$$

$$+\varepsilon_{\text{FAD}}(\lambda)\Delta c_{\text{FAD}}D_a(\lambda)+\mu_s'(\lambda)\Delta s D_s(\lambda) \tag{12.4.6}$$

首先，分析血红蛋白，它既可以和氧气结合成氧合血红蛋白，也可以和氧脱离成还原血红蛋白。无论是氧合血红蛋白还是还原血红蛋白，都是生物组织在可见光范围内的主要吸光物质。HbO_2 和 Hb 有多个等值吸收点。在生物组织光子学中通常选用两个波长的光强信号来分析血氧饱和度，此类做法考虑 HbO_2 和 Hb 两种物质浓度变化对脑组织光谱的影响。

其次，脑组织中短时间内(几小时)还原态的细胞色素 c 和氧化态的细胞色素 c 的浓度总和不变，拥有同样性质的还有还原态的细胞色素酶的浓度和，用公式表达就是

$$\Delta c_{\text{Cytc-O}}=-\Delta c_{\text{Cytc-R}} \tag{12.4.7}$$

$$\Delta c_{\text{Cytaa3-O}}=-\Delta c_{\text{Cytaa3-R}} \tag{12.4.8}$$

将式(12.4.7)和式(12.4.8)代入式(12.4.6)中，可以得到

$$\Delta A(\lambda)=\varepsilon_{\text{HbO}}(\lambda)\Delta c_{\text{HbO}_2}D_a(\lambda)+\varepsilon_{\text{Hb}}(\lambda)\Delta c_{\text{HbR}}D_a(\lambda)$$

$$+(\varepsilon_{\text{Cytaa3-R}}(\lambda)-\varepsilon_{\text{Cytaa3-O}}(\lambda))\Delta c_{\text{Cytaa3-R}}D_a(\lambda)$$

$$+(\varepsilon_{\text{Cytc-R}}(\lambda)-\varepsilon_{\text{Cytc-O}}(\lambda))\Delta c_{\text{Cytc-R}}D_a(\lambda)$$

$$+\varepsilon_{\text{FAD}}(\lambda)\Delta c_{\text{FAD}}D_a(\lambda)+\mu_s'(\lambda)\Delta s D_s(\lambda) \tag{12.4.9}$$

可以定义差分摩尔消光系数 $\varepsilon_{\text{Cytaa3-D}}$、$\varepsilon_{\text{Cytc-D}}$ 表示为

$$\varepsilon_{\text{Cytaa3-D}}=\varepsilon_{\text{Cytaa3-R}}(\lambda)-\varepsilon_{\text{Cytaa3-O}}(\lambda) \tag{12.4.10}$$

$$\varepsilon_{\text{Cytc-D}}=\varepsilon_{\text{Cytc-R}}(\lambda)-\varepsilon_{\text{Cytc-O}}(\lambda) \tag{12.4.11}$$

因此式(12.4.9)可以写成：

$$\Delta A(\lambda)=\varepsilon_{\text{HbO}}(\lambda)\Delta c_{\text{HbO}_2}D_a(\lambda)+\varepsilon_{\text{Hb}}(\lambda)\Delta c_{\text{HbR}}D_a(\lambda)$$

$$+\varepsilon_{\text{Cytaa3-D}}\Delta c_{\text{Cytaa3-R}}D_a(\lambda)+\varepsilon_{\text{Cytc-D}}\Delta c_{\text{Cytc-R}}D_a(\lambda)$$

$$+\varepsilon_{\text{FAD}}(\lambda)\Delta c_{\text{FAD}}D_a(\lambda)+\mu_s'(\lambda)\Delta s D_s(\lambda) \tag{12.4.12}$$

参照相关文献中对各生色团的吸收光谱特征的描述，将相关系数代入式(12.4.12)。同时，综合 450nm、470nm、500nm、550nm、570nm 和 600nm 的 6 个波长的光强信息，求解得到的 Δc_{HbO_2} 即为脑氧合血红蛋白变化量，与此同时，还得到了一系列其他生色团的浓度变化量，可以用于更深入的研究。

12.4.3 系统基本组成

多光谱血氧成像系统主要包括宽带光源、滤光片、滤光片轮、CCD 相机，如图 12.4 所示。其中宽带光源采用的是海洋光学 HL-2000 型光源，能够提供 300～1000nm 的宽带光。滤光片及滤光片轮购于 Thorlabs 公司，滤光片采用 450nm、470nm、500nm、550nm、570nm 及 600nm 的波长，安装在滤光片轮上，通过旋转滤光片轮，改变实验中的滤光片波长。滤光片上方为 CCD 相机，用于多光谱血氧成像。

图 12.4　滤光片轮及系统实物图

12.5 激光散斑血流成像系统

12.5.1 成像原理

散斑现象普遍存在于光学成像的过程中，是一种光学干涉现象。当相干光从粗糙表面反射或通过折射率无规律变化的媒介时，就会形成随机分布的激光散斑图样。激光自散射体的表面漫反射或通过一个透明散射体时，在散射表面或附近的光场中可以观察到一种无规律分布的亮暗斑点，称为激光散斑(laser speckles)或斑纹。一般来说，斑纹图样的统计特性主要取决于无规律表面或媒介的特质。也有文献指出，动态的散斑图样可以表征散射表面的运动信息。

激光散斑成像技术是一种比较新的血流成像技术。激光散斑成像技术较传统方法有很多优点，如二维、快速、连续和无需造影剂，还可以用来研究自由活动状态下的动物，使得其在神经血流成像方面有着突出的表现。激光散斑成像通过分析漫反射激光经过不同传播路径后造成的"模糊"相干散斑图像从而检测血流，其成像技术利用计算散斑图像的对比度分析(Laser Speckle Contrast Analysis，LASCA)来得到与血流相关的图像。当一个媒质里有流动的微小颗粒(如血管中的血细胞)，反射光也会呈现散斑，而且颗粒流动的速度会影响散斑的亮度值和其分布的统计特征。LASCA就是基于这种关系通过分析散斑图像的时空特性来提取微小颗粒的运动信息。与激光多普勒不同的是激光散斑成像技术相对简单且造价低，非常适用于研究神经活动和血流动力学间的复杂关系。在生物医学领域，已经被用来研究皮肤、皮瓣、视网膜、视神经以及肠系膜等组织器官的表层血流特征、大鼠胡须的感觉神经中枢以及肿瘤。

12.5.2 血流成像计算方法

在激光散斑衬比成像的过程中通常分为以下两个步骤：首先计算散斑衬比；然后通过衬比值计算流速。

衬比度首先由Goodman提出，用于对运动模糊的程度进行量化分析。衬比度定义为光强的标准方差和平均光强的比值，即

$$K = \frac{\delta_s}{\langle I \rangle} \tag{12.5.1}$$

式中，δ_s 为强度波动的标准偏差，$\langle I \rangle$ 为强度波动的均值。当散斑衬比值为 1 时，也就是表示在成像物体表面没有任何模糊，即处于静止的状态；相反当散斑衬比值为 0 时，说明运动粒子速度足够快。

目前常用的激光散斑成像算法主要有三种，分别是激光散斑空间衬比分析(Laser Speckle Spatial Contrast Analysis, LSSCA)、激光散斑时间衬比分析(Laser Speckle Temporal Contrast Analysis, LSTCA)和激光散斑时空联合衬比分析(spatio-temporal Laser Speckle Contrast Analysis, stLSCA)。如图 12.5 所示为三种算法的分析示意图，其中的灰色矩阵为计算单个黑色像素点衬比值的数据源，三种图像处理算法的不同点主要就是计算像素点衬比值时，所选择的数据源不同。

(a) 空间衬比分析示意图　　(b) 时间衬比分析示意图　　(c) 时空联合衬比分析示意图

图 12.5　激光散斑衬比分析方法示意图

图 12.5(a) 所示的是空间衬比法。该方法只需要一张原始图就可以得到衬比图，所需要的源图像较少，具有较高的时间分辨率。使用单张图像进行图像处理时，首先选定一个大小为 $N_s \times N_s$ 的滑动窗口，通过计算该窗口内的方差和均值，进而得到对应像素点的衬比值，然后通过滑动窗口遍历整张图片得到衬比图。

图 12.5(b) 所示的是时间衬比法。该方法需要一段时间内的 N_t 张图像，所选取用于计算衬比值的单元是一系列图片同一位置的像素点所组成的一组沿时间轴方向的光强数据（N_t 个灰色元素点组成）。通过计算该组数据的均值和方差，进而得到该像素点的衬比值。该方法不在空间域进行滑动窗口操作，所以空间分辨率最高，但是由于该算法需要时间轴上的 N_t 个图像才能计算得到，所以时间分辨率较低。

图 12.5(c) 所示的是时空联合衬比分析法。该方法所选取的数据源是时间轴上每张图片中的一片正方形区域，也就是 $N_s \times N_s \times N_t$ 大小的长方体，通过计算该单元内的均值和方差得

衬比值与流速

到黑色像素点的衬比值，依次滑过整张图片得到衬比图。时空联合衬比分析法相较于另外两种处理方法，结合了他们的处理方法。通过增加单次计算时的计算单元大小，兼顾了空间分辨率和时间分辨率。在不需要提供系统硬件升级的情况下提高了图像质量。

12.5.3　系统组成

图 12.6 所示为激光散斑衬比成像系统实物图，图中从右到左依次为激光器、光栅、扩束镜、反光镜、光学镜筒、CCD 工业相机。

系统组成

图 12.6　激光散斑衬比成像系统实物图

激光散斑衬比成像和光谱分析的软件前面板如图 12.7 所示。前面板的功能主要包括：散斑成像系统的参数设置（方框 1），包括曝光时间，曝光补偿等常用参数设置；CCD 相机实时采集到的图像信息，即显示窗口（方框 2）；通过激光散斑衬比成像算法重建后的流速图（方框 3）；保存图像界面（方框 4）。

图 12.7　散斑图像采集系统软件控制面板

12.6　光声成像系统

12.6.1　光声成像研究背景

医学影像是通过各种不同的成像原理及检测方法，来观察人体组织器官形态和内部结构，以实现诊断和监测被测对象的目的。传统的医学影像技术主要包括：计算机 X 射线摄影、超声检测、计算机断层成像、光学相干断层成像技术和核磁共振技术等。这些传统的医学影像技术都极大地促进了生物医学领域的快速发展，但是在安全性、检测方法和成像分辨率等方面还存在着一定的不足。

光声成像（Photoacoustic Imaging，PAI）技术是近年来迅速发展的一种新型医学成像方法。它是基于光声效应原理，获得组织二维断层成像或者三维立体成像的一种无创的、高分辨的成像方法。光声成像技术同时结合了光学成像技术和声学成像技术的优点，具有分辨率高、对比度高、成像距离深等特点。目前，光声成像技术已经在生物医学领域中表现出巨大的应用前景，被认为是最有发展潜力的一种医学影像技术。

12.6.2　光声成像的国内外研究现状

目前，光声成像在国内外已经进入飞速发展阶段，主要研究分支有光声断层成像（Photoacoustic Tomography，PAT）、光声显微成像（Photoacoustic Microscopy，PAM）和光声内窥成像(Intravascular Photoacoustic Imaging, IVPAI)。

光声断层成像通常是将一束直径为几厘米的光斑照射在待测样品上，样品吸收脉冲激光后产生光声信号。同时，采用超声换能器对样品进行扫描检测，最后通过合适的重建算法获得样品的结构信息。光声断层成像系统按扫描方式可以分为平面扫描、圆形扫描和球形扫描三种。其中，平面扫描主要适用于皮下血管、表面血管及具有回波反射结构的目标成像。

光声显微成像是光声成像技术中的一种成像方法。它是将激励光束聚焦在被测样品上，然后通过二维扫描的方法进行成像，这种成像方法通常不需要复杂的重建算法。根据扫描方式的不同，光声显微成像可以分为声学分辨率光声显微成像(Acoustic-resolution PAM, AR-PAM)和光学分辨率光声显微成像(Optical-resolution PAM, OR-PAM)。前者通过扫描聚焦的超声换能器来进行定位,系统的空间分辨率取决于换能器的带宽和中心频率,可达15~100μm。由于生物组织中超声散射远小于光学散射，因此 AR-PAM 可以突破高分辨率光学成像的深度极限(约 1mm)，在组织中的成像深度可达 3cm。这种成像方法以牺牲空间分辨率来追求深层组织的光学成像，已经广泛应用于乳腺癌诊断和小动物大脑成像的研究。后者通过光学聚焦来实现较高的横向分辨率(可达几微米)，其分辨率取决于聚焦激光束的衍射极限。

12.6.3 光声成像的基本原理

光声效应是由 Alexander Graham Bell 在 1880 年首次观察到的。光声效应是指物体受到强度周期性变化的光照射后产生声信号的现象。当物体受到光照射后，所吸收的光能全部或部分转化为热量释放出去。若光源是短脉冲激光或者强度周期变化的调制光，物体内部将会产生周期性的温度变化。这种由于物体内部组织及其邻近介质产生周期性的热胀冷缩，因而产生的声信号就称为光声信号。图 12.8 为光声效应示意图。

由图 12.8 可知，光声效应原理可以概括为三个阶段：①脉冲激光照射物体，物体(吸收体)吸收光能；②物体内部产生光声信号；③光声信号被超声换能器检测。图 12.9 为一束脉冲激光(脉冲数为 1)照射在双层石墨烯材料上时，产生的光声信号曲线。

图 12.8　光声效应示意图　　　　图 12.9　一维光声信号波形

12.6.4 光声显微成像系统

光声显微成像系统的结构装置如图 12.10 所示。可调谐 ns 脉冲激光器的出射光束首先经过分光镜将光路分成两个部分：一部分被光电二极管接收，作为参考信号并对检测到的光声信号进行补偿；另一部分光束经过锥形透镜后被发散，从而绕过了与样品保持共轴的超声换能器，然后穿过一个设计的光学聚光镜被汇聚到待测样品上。调整超声换能器相对于光学聚光镜的垂直位置，从而保证光学焦点和声学焦点重合，此时样品所产生的光声信号幅值最大、信号最强。光声信号被超声换能器所接收，再经过放大器放大和数据采集卡A/D转换后送至上位机进行数据处理和图像重建。二维扫描平台根据计算机发出的同步信号，带动整个光路分别作 x 方向和 y 方向上的 B-scan。当系统扫描完成后，根据采集到的光声数据即可重构出样品的三维光声图像。

图 12.10 光声显微成像系统

12.6.5 数据处理及图像重建

最大密度投影（Maximum Intensity Projection，MIP）是一种广泛使用的体绘制技术。它通过光线跟踪法来跟踪图像平面上每个像素发出的投影光线，然后逐个比较并找到每条光线上的最大值作为投影平面上对应的像素值，即最大的像素值被保留。MIP 算法已经广泛应用于 CT、磁共振等医学影像中，结合外源造影剂可以对血管形状、位置等进行更加清晰的成像。

系统采用光学聚焦扫描成像的方法，要获得高分辨率、高对比度图像的关键在于激励光束的聚焦和光声信号的检测，因此系统不需要复杂的图像重建算法。如图 12.9 所示，每个激光脉冲经过聚焦光路后在待测组织上形成微米大小的聚焦光斑，然后沿纵轴方向形成一个一维光声图像（A-line）。不同深度的吸收体吸收激光能量后都会产生光声信号，而深层组织产生的光声信号将会晚于浅层组织产生的光声信号到达组织表面，进而被超声换能器接收到。因此，每个 A-line 就反映了在这个纵轴方向上组织不同深度吸收体的光学信息。通过扫描平台沿水平方向进行扫描，就可以获得这个截面上吸收体的分布情况。这个沿水平方向的扫描就称为 B-scan。要想获得组织的三维图像就需要沿着两个方向轴分别进行扫描，然后将所有的 A-line 组合在一起就形成一幅三维光声图像。

为了更清楚地说明系统光声三维图像的重建过程,现以皮肤的扫描成像为例进行阐述。系统共扫描 180 次,即形成 180 个 B-scan。每个 B-scan 包括 120 个 A-line,即进行一次 B-scan 激光器发射 120 个激光脉冲。对每个 A-line 进行光声信号采集,在此选取 1152 个采样点数,它们包含了不同深度组织的光学吸收信息。那么每个 B-scan 就形成一个 1152 × 120 的矩阵,并被保存为文本。系统进行 180 次扫描就形成 180 个文本,他们组成了扫描的原始数据。从图 12.11 可知,奇次扫描和偶次扫描电机在 x 轴的运行方向相反,所以需要对偶次扫描的数据矩阵进行左右翻转处理。步进电机扫描时会出现失步、错步等数据出错的情况,所以还需要进行数据矫正。

图 12.11　光声图像重建示意图

12.7　神经血管耦合研究初步结果

12.7.1　实验材料和方法

ICR 小鼠(25~30g)购于南京青龙山动物实验中心,将 20 只小鼠随机分为两组。研究发现,脂多糖(lipopolysaccharide, LPS)可诱导小鼠炎症和血脑屏障破坏。采用低剂量 LPS 诱导脑水肿模型。第一组注射 LPS (5g/kg,体重,i.p.),第二组注射生理盐水(5g/kg,体重,i.p.)。每组注射后 90min 采集电生理信号、散斑图像和近红外光谱参数。

血氧饱和度(SO_2)可以通过光纤探头采集的近红外光谱计算(图 12.12(a))。图 12.12(b)中,8 通道局部场电位(LFPs)通过微电极信号处理器(Cyberkinetics Utah,USA)从小鼠海马区同步测量。随后执行激光散斑成像系统(图 12.12(c)),记录相对脑血流(rCBF)。

12.7.2　实验结果与讨论

如图 12.13(a)和(d)所示,LPS 组中的 SO_2 在 LPS 注射后 40min 内逐渐增加,达到平稳状态;60min 后,SO_2 降低。图 12.13(b)和(e)中,LFP 时频功率谱在 LPS 注射后的 40min 缓慢上升,在 60min 后保持下降趋势。从图 12.13(c)和(f)中可以看到,rCBF 值在 40min 时显著达到峰值。

图 12.12　光电信号记录系统示意图

图 12.13　神经血管耦合参数随时间变化情况

(a)(d)为归一化 SO_2，(b)(e)为 LFPs 时频信号，(c)(f)为 rCBF 图像

LFPs 与归一化 SO$_2$ 的线性关系以及 LFPs 与 rCBF 的线性关系如图 12.14 所示。

本小节探讨了 SO$_2$ 和 rCBF 对 LPS 诱导的神经活动的反应。这与之前的研究一致，血流量的变化可能是由脑血管中 LPS 的直接神经炎性反应引起的。一般来说，脑水肿与血脑屏障(Blood Brain Barrier，BBB)破坏和细胞毒性水肿有关。神经血管单元由血脑屏障的神经元、星形胶质细胞和内皮细胞组成。因此 BBB 破坏可能是神经活动异常的诱因。结果表明，血流动力学参数与神经信号呈不确定的比例关系，与神经血管单元模型一致。

图 12.14　Spearman 相关包括 SO$_2$ 和 LFP 低频功率(圆点)、
rCBF 和 LFP 低频功率(正方块)的回归线

习　　题

12-1　编写程序 Matlab 完成激光散斑空间衬比分析、激光散斑时间衬比分析和激光散斑时空联合衬比分析算法。

12-2　阐述光声成像原理及 MIP 图像重建算法，并编写程序实现光声成像的 MIP 算法。

12-3　阐述内源光信号成像原理及图像重建算法。

12-4　阐述神经血管成像技术的基本原理及应用领域。

参 考 文 献

程佩青, 2007a. 数字信号处理教程[M]. 3 版. 北京: 清华大学出版社.

程佩青, 2007b. 数字信号处理教程习题分析与解答[M]. 3 版. 北京: 清华大学出版社.

丁玉美, 高西全, 王军宁, 2009. 数字信号处理学习指导与题解[M]. 北京: 电子工业出版社.

高西全, 丁玉美, 阔永红, 2010. 数字信号处理: 原理、实现及应用[M]. 2 版. 北京: 电子工业出版社.

顾绍玲, 2018. 基于表面肌电信号的磨牙症精准模式识别基础研究[D]. 南京航空航天大学.

顾绍玲, 钱志余, 李韪韬, 等, 2017. 基于表面肌电信号的磨牙信号监测系统设计[J]. 医疗卫生装备, 38(1): 10-14.

季忠, 秦树人, 2007. 微弱生物医学信号特征提取的原理与实现[M]. 北京: 科学出版社.

李韪韬, 2008. 光学断层成像系统与组织热凝固监控的关键技术研究[D]. 南京航空航天大学.

刘海龙, 2006. 生物医学信号处理[M]. 北京: 化学工业出版社.

LYONS R G, 2015. 数字信号处理[M]. 3 版. 张建华, 许晓东, 孙松林, 等译. 北京: 电子工业出版社.

聂能, 尧德中, 谢正祥, 2005. 生物医学信号数字处理技术及应用[M]. 北京: 科学出版社.

TOMPKINS W J, 2001. 生物医学数字信号处理[M]. 林家瑞, 徐邦荃, 等译. 武汉: 华中科技大学出版社.

王红珂, 2017. 光声显微镜机电控制系统的设计与实验研究[D]. 南京航空航天大学.

吴水才, 2014. 医学信号处理及应用[M]. 北京: 北京工业大学出版社.

余成波, 杨菁, 杨如民, 等, 2005. 数字信号处理及 MATLAB 实现[M]. 北京: 清华大学出版社.

俞卞章, 2002. 数字信号处理[M]. 2 版. 西安: 西北工业大学出版社.

俞荷娟, 2017. 酒精作用下小鼠海马区神经元放电规律研究[D]. 南京航空航天大学.

俞荷娟, 张雅檬, 张言, 等, 2016. 急性饮酒对小鼠海马 CA1 区锋电位的影响[J]. 生物医学工程研究, 35(3): 183-187.

张爽, 李韪韬, 王雪娜, 等, 2012. 椎弓根钉植入针道上骨组织光谱特性研究[J]. 光子学报, 41 (3): 370-374.

张言, 2018. 基于激光散斑和光谱的小鼠颅脑损伤监测系统研制[D]. 南京航空航天大学.

BLINOWSKA K J, ZYGIEREWICZ J, 2012. Practical biomedical signal analysis using MATLAB [M]. Boca Raton: CRC Press.

INGLE V K, PROAKIS J G, 2012. 数字信号处理: 应用 MATLAB [M]. 3 版. 北京: 科学出版社.

LI W T, CHEN R H, LV J, et al., 2018. In vivo photoacoustic imaging of brain injury and rehabilitation by high-efficient near-infrared dye labeled mesen-chymal stem cells with enhanced brain barrier permeability[J]. Advanced Science, 5: 1700277.

LI W T, SUN X L, WANG Y, et al., 2014. In vivo quantitative photoacoustic microscopy of gold nanostar kinetics in mouse organ.[J]. Biomedical Optics Express, 5(8): 2679-2685.

LIANG H L, BRONZINO J D, PETERSON D R, 2013. Biosignal processing principles and practices [M]. Boca Raton: CRC Press.

OPPENHEIM A V, SCHAFER R W, BUCK J R, 2005. 数字信号处理[M]. 2 版. 北京: 清华大学出版社.

PAN J, TOMPKINS W J, 1985. A real-time QRS detection algorithm[J]. IEEE Trans Biomed Eng, BME-32(3): 230-236.

SEMMLOW J L, GRIFFEL B, 2014. Biosignal and medical image processing [M]. 3rd ed. Boca Raton: CRC Press.

ZHANG Y M, YU H J, LI W T, et al., 2016. Effect of acute ethanol administration on the hippocampal region neural activity using a microelectrode array[J]. Alcoholism: Clinical and Experimental Research, 40(9): 1857-1864.

ZHANG Y M, YU H J, ZHANG Y, et al., 2017. Deficits of theta-gamma coupling on hippocampus during working memory induced by low frequency electromagnetic field exposure[J]. Physiology & Behavior, 179: 135-142.